U0303563

非处方用药
NON-PRESCRIPTION MEDICINE

适应症状 心情郁结，失眠多梦，社交恐惧，自我怀疑，生活失去意义……
用法用量 与医嘱一起使用，可一日多次。
不良反应 偶有流泪、兴奋等反应，一般可自行恢复。

你的第一本
抑郁自救指南

提供有温度的抑郁解决方案

所长 **任有病**_著

注意事项：本书不作为医学建议，如有病症请务必及时就医，遵从医嘱。

中信出版集团｜北京

图书在版编目（CIP）数据

你的第一本抑郁自救指南/所长任有病著. --北京：
中信出版社，2020.10
ISBN 978-7-5217-2101-0

I.①你… II.①所… III.①抑郁症－精神疗法
IV.①R749.405

中国版本图书馆CIP数据核字（2020）第148514号

你的第一本抑郁自救指南

著　　者：所长任有病
出版发行：中信出版集团股份有限公司
　　　　　（北京市朝阳区惠新东街甲4号富盛大厦2座　邮编　100029）
承 印 者：天津市仁浩印刷有限公司

开　　本：787mm×1092mm　1/32　　印　　张：9.25　　字　　数：141千字
版　　次：2020年10月第1版　　　　　印　　次：2020年10月第1次印刷
书　　号：ISBN 978-7-5217-2101-0
定　　价：59.00元

目录

第二部分　抑郁症背后的真相

第三部分　关于抑郁症的常见问题与误区

第四部分　有温度的抑郁症解决方案

© 你的第一本抑郁自救指南

推荐序

改革开放40年间，特别是进入21世纪后的20年，中国经济一直保持着高速发展。人们的物质生活得到了极大丰富，衣食住行得到了全面保障，现在的年轻人基本不用再考虑物质条件方面的问题了。相反，对价值感、社会认同感的追求成为很多年轻人的新需求。生活节奏的加快、大城市生活成本的陡增、工作竞争压力的增加，以及教育升学的压力、跟父母价值观的不合、跟家人的琐事摩擦等，让每个人追求自己价值实现的道路充满了艰辛和曲折。在多年前还不曾被提及的抑郁症，最近几年已经开始逐步进入每个人的认知中。这是伴随每个人在追求自我价值实现道路上的一种疾病，就好像伴随解决温饱问题出现的高血压和糖尿病。

据世界卫生组织于2017年发布的《抑郁症和其他常见精神障碍》的数据显示，抑郁症的全球平均发病率为4.4%左右。在中国，由北京大学第六医院黄悦勤教授牵头的历时数年、覆盖全国31个省（自治区、直辖市）的全国性精神障碍流行病学调查于2019年发布的数据显示，抑郁症在中国的终身患病率为6.9%，12个月患病率为3.6%。

除了达到《精神障碍诊断与统计手册》诊断标准的抑郁症，其实每个人都会受到抑郁状态和情绪的困扰。因为每个人都是具有独一无二的人格特质的个体，在面对生活中的复杂亲密关系、工作职场压力和人际关系时，必然都会出现短期或者长期的痛苦和不适应。这个时候机体情绪系统、交感神经系统、免疫系统和各器官就会出现应对这些痛苦感受的应激反应。所以情绪低落、不想干活、精力缺乏、失眠、注意力难以长时间集中、心脏疼和胃疼等症状就会出现。这些症状是好事，是你的身体在提醒你要注意，要去做些改变。抑郁状态是你的身体在提醒你，自己的性格和目前的应对方式不太适应当下的生活状态，你需要做出调整和改变。我们每个人都应该正视它，并且积极地寻求适合自己的应对办法，这样才能更好地追求和实现自身的价值。

虽然在中国受到抑郁困扰的人很多，抑郁症的发病率比较高，但就诊率不足10%。因为大家的固有思维认为它是一种精神疾病，跟大家常说的"神经病"（专业上叫精神分裂症）一样恐怖。如果被周围的人知道了，自己和自己的家人都会被看不起。可喜的是过去几年公众对抑郁症的接受程度越来越高。很多成功人士也都主动分享自己的得病和治疗经历，让这种疾病不再像以前那样受到广泛的歧视。

越来越多的人开始关注自己的心理状态和情绪变化，思考自己生命中的某个时间段好像也出现过情绪低落、不想干活、精力缺乏、失眠、注意力难以长时间集中、心脏疼和胃疼等症状，思考自己是不是也应该去寻求专业医疗机构的帮助。但是大部分人还是不愿意马上去就医。所以如果能有一本书，先系统地告诉大家，如何判断自己得了抑郁症，得了抑郁症该怎么办，治疗抑郁症有哪些方式，治疗抑郁症要花多少钱，抑郁症患者如何回归正常生活，让你对抑郁症有一个系统全面的了解，那就可以帮助更多人去选择适合自己的方式，得到更好的指导。《你的第一本抑郁自救指南》就是这样一本书。所长任有病是一名从重度抑郁症和自杀边缘康复的抑郁症患者，她结合自己的亲身经历，整理了抑郁症患者分享的典型的痛苦经历、得病原因、治疗方案和康复路程，写成了这本书。她希望这本书像她创办的"抑郁研究所"一样，为中国受到抑郁困扰的人群提供有温度的解决方案。

我也衷心希望每一位受到抑郁困扰的朋友都能够在本书中找到属于自己的解决方案。

杨怡博士

安肯医疗创始人

中国非公立医疗机构协会精神心理专业委员会秘书长

湘雅二医院精神医学博士

致我的9 000万病友

如果每个人都很幸福，那么幸福也算不上稀有的了；如果每个人都有点儿心理问题，那么抑郁症也算不上什么大病。

在我的工作文档里，有3 500多篇自杀笔记。它们来自抑郁研究所病友社群一年来的聊天记录和树洞投稿，其中最早的几篇是我2018年患病期间的日记："重度抑郁症，中重度焦虑症，伴随严重自杀倾向，建议立刻住院治疗。"当我拿到诊疗单时，病耻感像一桶黑色的油漆，从头到脚浸透了我。

"要是我突然遭遇一场车祸就好了。"

"要是我坐的飞机掉下来就好了。"

我渴望所有体面、合理的死亡方式，帮助我摆脱这种如身在牢狱般的折磨。有时候我甚至想，是不是死亡才是越狱的唯一方式。

为了不让公司知道我去精神病医院看病，每次复诊和做咨询时，我都要想一个区别于"看牙医""痛经"的新理由给人力部门。我每天思考最多的问题就是：如何假装自己是一个正常人？

即使身处日复一日的噩梦、惊恐发作和严重的躯体化病变中，我依然不敢请假休息。循环系统、消化系统已经完全发生生物性紊乱的我，丧失了睡觉、记忆、学习的基本能力，我害怕如果再被解除劳动关系，我可能就会失去维系生活运转的唯一惯性。

作为人群中格格不入的少数派，我愈加自罪自责，经常在开会、写工作文档时就忍不住地流眼泪，卫生间成了我的避难所，几乎每小时都要躲在里面哭20分钟。

身边亲近的朋友问我，我为什么会表现得这么异常，我不得不低着头承认自己患上了抑郁症。我以为他会安慰我、同情我，没想到他如释重负地笑着说："哦，原来是抑郁症啊，我前女友也得过。我们清华校医院开的最多的，除了消炎药就是抗抑郁药了。"他这样轻描淡写虽然没有给我足够的安慰，但也让我突然意识到，其实每个人都有可能抑郁。

在抑郁研究所现有的30万用户中，60%以上是18~25岁的年轻人，他们大多居住在沿海城市，受教育程度较高，从事脑力密集型行业。

我曾在很多受教育程度较高的人群中见到科学沙文主义的傲慢。他们自以为了解病理机制，便可以迷信科学的客观性和功用性，而蔑视人文社科的批判性和情怀感。有医生说："你说的那些症状我10年前在教科书上就学过了。"他们以此为由拒绝理解患者的"小宇宙"是如何出现故障和发生爆炸的。有父母说："你既然继承了我这么优秀的基因，遗传抑郁也是无可厚非的，吃安眠药就是了。"一个朋友说："我绝对不会和抑郁症患者谈恋爱，免得增加后代携带抑郁基因的概率。"更有企业雇主坦言，在招聘高管的时候，虽然有的候选人能力匹配，但考虑到他有抑郁病史，还是放弃考虑了。

这些声音让我一度很挫败，甚至产生了怀疑：消除病耻感是不是一个伪命题？女性、95后、性少数群体、民族、星座、抑郁症、业务形态、学历背景、创业节点，这些都是贴在人们身上的形形色色的标签。如果说病耻感仍然存在，那么我们就必须放下一切标签和偏见。

那段日子朋友怕我出事，每晚接力给我打电话。有一天，我觉得自己所有的眼泪都流干了，他们依然不挂电话，而是对我说："不想说话就不说，哭一会儿也行，我等你哭累了、睡着了再挂。"原来，此刻沉稳睡去，明天能够醒来，就是大家对我的全部期待。

"为什么要为一个病人浪费这么多时间？"

"因为你值得。"

这五个字击破了我一直秉持的"价值交换是所有关系的尺度"的信念。朋友们浪费在我身上的时间使我变得珍贵，他们不求回报的善意帮我重新建立起自己值得被爱的信念。

我每天都在日记里记录：

今天是我确诊抑郁症的第40天，我已经连续12个小时没有产生自杀的念头了。

今天是我确诊抑郁症的第150天，我已经有两天没哭了。

我开始以"任有病"的身份去分享自己的抑郁日记。病友群里有个男生曾表示想自杀，另外几个病友给他留言说："你去看看任有病的微博，她比你还惨呢，但现在还不是活得好好的！"我忽然意识到，一个已经康复的患者案例或者一个即使身患抑郁症却坚持活下去的病友，对其他患者来说是多么强大的目标锚点啊！

24年前，是父母给了我第一次生命。饱受抑郁症折磨的我，曾经对自己执行了好几次死刑。24年之后，我完成了人格重建，重启生活的热情。这一次，是我让自己重生，给了自己第二次生命。我不想白死一回，未来也不能枉活。

于是我创办了"抑郁研究所"。

"过往的创伤就像一颗钉子钉在墙上，即使拔除了也依然有个碍眼的洞。抑郁症令我反复地盯着这个洞看，周而复始地回忆钉入墙面时的恐慌。

但当我把目光移开时，我发现原来墙边还有一片绿叶，桌上有一本书。视线再放得远一点儿，我看到了窗外的整个花园。虽然墙上的洞还在，但我已经不在意它了。"

值本书出版之际，我从重度抑郁症康复已经两周年。

培植出对生命的热情和面对种种挑战的勇气，比放弃自杀更难。但是我做到了，希望抑郁研究所能为你们提供一个互助社区，陪大家一起活到好事发生的那一天。

第一部分

你真的
了解抑郁症吗？

什么是抑郁症？

关于抑郁症的定义五花八门，但其中相当一部分都把抑郁情绪与抑郁症混为一谈。从抑郁情绪发展到抑郁症是一种从量变到质变的过程，以两周的时间为分界线。两周是由众多精神领域专家商定的时长标准，不足两周的情绪低落就是抑郁情绪，如果超过两周还无法自行调节恢复，就有可能是抑郁症了。但这并不是判断是否患有抑郁症的唯一标准。

抑郁症的诊断共有5个标准：

1. 以下两种情况至少满足其中之一：

（1）抑郁心境或悲伤；

（2）对于曾经喜欢的活动，失去兴趣或愉悦。

同时，至少存在以下状况中的4种：

（1）体重改变或食欲改变；

（2）失眠或嗜睡；

（3）感到不安烦躁，或者言语和运动迟缓；

（4）疲乏或失去能量；

（5）感到无价值或内疚；

（6）难以集中注意力或难以做决定；

（7）经常想死或自杀，计划自杀或企图自杀。

2. 相关症状几乎每天都有，并且持续不少于两周。

3. 引起巨大的痛苦，社会、职业或其他关键方面的功能受损。

4. 症状并不是由毒品、药物、精神病性障碍或其他躯体疾病所致。

5. 未出现过躁狂或轻躁狂。

只有当以上5个标准都全部符合的时候，才可能被诊断为抑郁症。

谁更容易得抑郁症？

什么人更容易得抑郁症？这个问题没有明确的答案，但以下均为抑郁症高发人群：

第一，如果一个人的父母、子女或同父母的兄弟姐妹中有人得过抑郁症，那么这个人得抑郁症的可能性比其他人要高出2~10倍。

第二，经历过创伤性事件的人，比如性侵、霸凌、自然灾害、意外事故等。

第三，性格比较内向、敏感、悲观、自卑的人。

第四，长期处于压力和紧张的氛围中，并且情绪无法得到疏解的人。

第五，有其他严重的疾病尤其是脑部疾病的人。

很多抑郁症患者会有自杀的想法，但这绝对不是因为他们意志薄弱或想要博得关注，而是因为决策能力下降、行事容易冲动，或者被情绪反复及躯体症状折磨得生不如死。每个人都有求生本能，当这一本能被扑面而来的绝望感淹没，逼你放弃自己的生命时，希望你能够做到以下几点：

1. 不要独处，尽量去人多的地方。

2. 找一些事情转移自己的注意力，不要一直陷在"自杀"这件事里。

3. 如果还是无法摆脱自杀的冲动，就去找一个你信任的人，让他寸步不离地陪伴你。

4. 如果以上方法都无法打消你的自杀念头，就必须去医院了，通过住院或者电休克疗法快速摒除自杀的冲动。

抑郁症有哪些常见症状及表现？

我们对抑郁症并不陌生，但真正了解它的人少之又少。它会引起5个方面的问题。

睡眠问题

第二天要上班，但你辗转难眠到凌晨两点。试了几十个ASMR（自发性知觉经络反应），换了各种睡眠姿势，3点20分，头很痛，眼很酸，但就是睡不着。

成瘾表现

午间休息，边吃外卖边刷淘宝，物流信息提示你有3支口红、2件衣服等待签收。需不需要好像没那么重要，只有拥有，只有不间断的快递，才能缓解你内心的不安。

抑郁情绪与情感

夜色来临，曾经最爱的夕阳在此刻看起来满目悲凉。眼泪不知不觉就流下来了。你好像不悲伤，却又仿佛悲伤到绝望。

悲观认知

结束一天的工作躺在床上，你开始内疚、懊恼。今天因为你的一个小失误，导致整个部门加班，你觉得自己糟糕透顶，做什么都不行，没有人能救得了你。

躯体症状

胃很灼热，想吐，在卫生间直起身子的瞬间突然眩晕、耳鸣。也许是因为一直睡不好，走在上班的路上，一阵强烈的疲惫感袭来，但你清楚地知道不能请假。

抑郁症是一种常见的精神疾病，根据世界卫生组织2017年发布的报告显示，抑郁症的全球发病率为4.4%。2005—2015年，抑郁症患者的增长率为18%。自青春期早期开始的抑郁，女性比男性的发病率高1.5~3倍。

世界卫生组织给健康下的定义是生理、心理与社会适应三个方面全部良好的状况，而不仅仅是没有躯体疾病。我国已确诊的近1亿抑郁症患者中，每年约有28万人自杀。

全球每年因为抑郁症自杀的总人数约为80万人。在我们身边，每15个人中就有1个人饱受抑郁症的折磨。2/3的患者有过自杀的念头，半数以上患者尝试过自残行为，接受正规治疗、坚持吃药或心理咨询的患者不到7%，有15%的重度抑郁症患者最后选择自杀离世。

"郁闷"，"烦躁"，"别理我，烦着呢"，这些言语实际上都是抑郁情绪的代名词。抑郁症作为一种常见的情绪疾病，分为心理症状和身体症状两大类。心理症状表现为持续性情绪低落、兴趣缺失等，身体症状表现为长时间精力减退、失眠等。

抑郁症患者因为其大脑中的5-羟色胺和去甲肾上腺素这两种神经递质的不平衡，会出现典型的"三低"症状，即情绪低落、兴趣降低、精力下降，并导致食欲和性欲改变，甚至悲观厌世，企图自杀。

如果怀疑自己有抑郁倾向，应先通过专业可靠的量表进行测评，确定自己的真实情绪状态，再根据测评结果采取下一步行动。如果在两周内，出现下列症状中的一个或多个，请及时做检测：

- 几乎每天都感到心境抑郁、易怒、易暴躁。
- 经常感觉对几乎所有活动的兴趣明显减退。

- 在没调整饮食方式的情况下，体重却明显减少或增加。
- 经常失眠或嗜睡。
- 经常感到反应迟缓，精神运动性激越或迟滞。
- 经常感到疲劳或精力不足。
- 经常感到自己无价值，有内疚感，甚至达到妄想的程度。
- 无法集中注意力。
- 反复产生死亡的想法，包括无特定计划的自杀企图，或有具体计划的自杀行为。

无论是身陷抑郁情绪还是抑郁症，都请记住：

- 你不是唯一有这些感觉的人，许多人都经历过这种情况并且至今仍然好好活着。
- 你不必自责，任何人都可能遭遇这种情况。
- 专业人士（包括医生和心理咨询师）能够帮助你，你会好起来的。

"不高兴"就是抑郁吗？

"我觉得自己一无是处，周围所有人都讨厌我。"

"不想吃饭，不想出门，呼吸真费力啊！"

"他们在嘀咕些什么？肯定是在说我的坏话吧？我真的那么招人讨厌吗？"

"我不和任何人说话，不和任何人有交集，就安全了！"

在现代社会的大环境下，压力源不断增多，很多人对自己的状态感到迷茫，不知道自己究竟是怎么了，更不知道该从何处入手解决。只有一点是确定的："我不快乐。""快乐"日益成为一种奢侈品，抑郁的情绪却日渐泛滥，成为新的"时代精神流感"。

同是患了"流感"，有些人知道要早早服药治疗，调整作息，提升免疫力，争取在短时间内痊愈；有些人却懵懵懂懂，在迷茫和犹豫中错失良机，一路跌跌撞撞，导致病情加重。这其中的分界线就在于能不能正确、及时、充分地认识自我。

早在6世纪，古希腊人就懂得了认识自我的重要性，于是"认识自我"这4个字也被永久地镌刻在德尔斐城中，成了太阳神庙上的唯一碑铭。这4个字像一道耀眼的光，表达了人类对生命力与生俱来的向往和亘古不变的追求。随着社会向前发展，人类对自我的认知也进入了一个新时期。从追求果腹到心理探寻，从物质条件到精神食粮，从食物分配到情绪管理，人类更加关注内心，也更加重视未来。

人与人之间虽然看起来十分不同——来自不同的地方，有不同的成长背景，生活中遇到不同的问题——但又极其相似。每个人都在渴求幸福，追寻快乐。幸运的是，幸福感是一种可以后天习得的能力，是每个人都能获得和值得拥有的能力，但前提是要了解自我和认识自我。

抑郁研究所提供了8种针对不同人群的量表，供大家进行免费测评，旨在使"认识自我"这件事变得更容易、更科学，也更直观。只有有效地把控自己的情绪，才能与真实的自己和解。尼采说过："聪明的人只要能认识自我，就什么也不会失去。"我们希望你关注心理健康，但永远不需要相关的治疗。

常见的抑郁量表包括如下8种：

抑郁自评量表（SDS）：最严谨，知名度最高，医院诊断大多用此量表作为辅助手段。

焦虑自评量表（SAS）：与SDS配套的焦虑量表，焦虑与抑郁经常共病。

贝克抑郁自评量表（BDI）：题目最少，更偏躯体化，时间紧的时候可以用。

睡眠状况自评量表（SRSS）：存在睡眠问题时用。

贝克拉范森躁狂量表（BRMS）：出现躁狂症状时用。

老年抑郁量表（GDS）：适合56岁以上人群。

爱丁堡产后抑郁量表（EPDS）：适合产后女性。

社会支持评定量表（SSRS）：测试遇到困难时得到帮助与支持的程度及可能性。

以上8种量表和医院使用的量表都是依据标准化程序制定出来的，各项数据指标均符合国际通用标准，在国际上具有较高的知名度。医院也会将量表进行各种不同的组合以辅助诊断。

如果测试结果为中度抑郁，从理论上讲，你就应该去医院，诊断是不是真得抑郁症了。但在实际操作中，为谨慎起见，可以先自我观察一到两周，看在这段时间内是否依旧处于抑郁状态。

如果是，就立刻去医院；如果不是，可以找咨询师聊一聊。

不同量表的测试结果不同，应该以哪个结果为准呢？不同的量表测试目的不一样，侧重点也不同，量表不等值的时候虽无法做比较，但这些测试都具有参考价值。就抑郁来说，首选最符合自己特点的那个量表，其次以SDS为准。

得了抑郁症，该怎么办？

抑郁症的治疗方法一般有三种：药物治疗、心理治疗和物理治疗。

在进行药物治疗时，对于应服用哪类药物、服用多久，一定要遵医嘱。在心理治疗中，公认的效果比较好的是认知行为疗法，其次是森田疗法和家庭疗法。物理治疗指使用医疗器械开展的治疗，主要包括电休克疗法和经颅磁刺激。一般二级以上综合医院或者精神专科医院都设有精神心理科室，当你觉得自己的状态十分糟糕，想要确切地知道是哪方面出了问题时，建议你首次就医尽量选择精神专科医院，比如当地的精神卫生中心所在的医院。就医时，医生会根据你的症状做出诊断，并对症下药，为你治疗抑郁症。

如果想获得心理治疗，你可以去4个地方找心理咨询师：

- 心理科室
- 高校的心理健康中心
- 社会心理咨询机构
- 个体咨询机构

需要注意的是，很多抑郁症患者不想吃药，只想找咨询师聊一聊，这就要依据抑郁症的严重程度才好做决定。如果是重度抑郁，就必须先吃药控制症状，等降至中度时再引入心理咨询；如果是中度抑郁，也必须吃药，并辅以心理咨询；如果是轻度抑郁，则可以考虑只进行自我调节或者心理咨询。

那么，抑郁症什么时候才算"治好了"？在精神类疾病中，抑郁症算是比较轻的疾病，只要积极治疗，治愈是完全有可能的。在临床上，痊愈是指患者完全恢复正常或症状缓解持续6~12个月。一般来说，治疗过程包括3个月的急性治疗、4~9个月的巩固治疗，以及不定期的维持治疗。如果想痊愈，就要足药足疗程地治疗，并且一定要遵医嘱。

值得注意的是，抑郁症治疗常出现病程迁延、久治不愈的情况。主要原因有两点：第一，患者治疗依从性差，擅自停药；第二，未辅以心理治疗，未改变认知习惯。对于发作3次及以上或者没有维持治疗的患者，复发风险高达90%。

如果你怀疑自己得抑郁症了，是通过做测试还是去医院来确诊呢？一些心理测试可以测量你的抑郁程度，比如抑郁自评量表、SCL-90症状自评量表、抑郁状态问卷（DSI）、贝克抑郁自评量表、纽卡斯尔抑郁诊断量表、蒙哥马利抑郁评定量表等。但是，这些测试结果无法代替医生的专业诊断。而且，网上的测试良莠不齐，如需科学可靠的测试，还是应该去医院或者正规的心理咨询机构。

推荐指数：★★★★★
四大精神卫生中心：
北京大学第六医院、四川大学华西医院、
中南大学湘雅医院、上海交通大学医学院附属医院

推荐指数：★★★★
各地区精神卫生中心

推荐指数：★★★
公立三甲精神专科医院

推荐指数：★★
普通公立三甲综合医院

抑郁症就诊医院综合水平排序

治疗精神类疾病可以去公立医院或者私立医院，公立医院又分为综合医院和专科医院两种，建议首选精神专科医院。在选择精神专科医院的时候，要尽量选择当地的精神卫生中心所在的医

院，因为这一般代表着当地精神类疾病治疗的最高水平。

以北京为例，有三个医院比较推荐：一是北京安定医院，它是中国最早的精神专科医院之一；二是北京大学第六医院，即北医六院，这是中国疾病预防控制中心领导下的国家级精神卫生中心，代表着我国精神学科研究的高地；三是北京回龙观医院，它是亚洲最大的精神病医院之一。

全国主要精神卫生中心（医院）一览

省（自治区、直辖市）	名称	地址
北京	中国疾病预防控制中心精神卫生中心（北京大学精神卫生研究所、北京大学第六医院、北京大学精神卫生学院）	北京市海淀区花园北路51号
天津	天津精神卫生中心（天津市安定医院）	天津市河西区柳林街13号
河北	河北省精神卫生中心（河北省第六人民医院）	河北省保定市莲池区东风东路572号
山西	山西省精神卫生中心（山西省太原精神病院）	山西省太原市南十方街55号
内蒙古	内蒙古自治区精神卫生中心（内蒙古自治区第三医院）	内蒙古自治区呼和浩特市新城区乌兰察布西路23号
辽宁	辽宁省精神卫生中心（辽宁省第三人民医院）	辽宁省铁岭市开原市文化路10号
吉林	吉林省精神卫生中心（吉林省神经精神病医院，吉林省脑科医院，吉林省第三人民医院）	吉林省四平市中央西路98号
黑龙江	黑龙江省神经精神病医院（黑龙江省第三医院）	黑龙江省北安市龙江路173号

省（自治区、直辖市）	名称	地址
上海	上海市精神卫生中心	上海市闵行区沪闵路3210号、3211号
江苏	江苏省精神卫生中心（南京脑科医院）	江苏省南京市广州路264号
浙江	浙江省精神卫生中心	浙江省杭州市古翠路234号
浙江	浙江省精神病医院（浙江省第二人民医院）	浙江省杭州市余杭区闲林镇钱江路15号
安徽	安徽省精神卫生中心（合肥市精神病医院）	安徽省合肥市黄山路316号
福建	福建省精神卫生中心（福州市第四医院，福建省福州神经精神病防治院）	福建省福州市南二环路451号
江西	江西省精神卫生中心（江西省精神病院）	江西省南昌市上坊路43号
山东	山东省精神卫生中心	山东省济南市文化东路49号
河南	河南省精神卫生中心（河南省精神病医院，新乡医学院第二附属医院）	河南省新乡市建设中路388号
湖北	湖北省精神卫生中心（武汉大学人民医院精神卫生中心）	湖北省武汉市武昌区张之洞路99号、解放路238号
湖南	湖南省精神卫生中心（湖南省脑科医院）	湖南省长沙市芙蓉中路三段427号
广东	广州市精神卫生中心（广州市惠爱医院）	广东省广州市荔湾区芳村明心路36号
广西	广西壮族自治区精神卫生中心（广西壮族自治区脑科医院）	广西柳州市鱼峰区鸡喇路1号

（续表）

省（自治区、直辖市）	名称	地址
海南	海南省精神卫生中心（海南省第四人民医院，海南省安宁医院）	海南省海口市南海大道东10号
重庆	重庆高明精神卫生中心	重庆市江北区金紫山102号
四川	四川省精神卫生中心（绵阳市第三人民医院）	四川省绵阳市剑南路东段190号
贵州	贵州省精神卫生中心（贵州省第二人民医院）	贵州省贵阳市新添大道南段318号
云南	云南省精神卫生防治中心（云南省精神病院）	云南省昆明市穿金路733号
陕西	陕西省精神卫生中心（西安市精神卫生中心、西安医学院附属精神卫生中心）	陕西省西安市航天大道东段与包茂高速交叉点东南角
青海	青海省精神卫生防治院（青海省第三人民医院）	青海省西宁市果洛路41号
宁夏	宁夏回族自治区精神卫生中心（宁夏宁安医院）	宁夏回族自治区银川市西夏区金波南街236号
新疆	新疆精神卫生中心（乌鲁木齐市第四人民医院）	新疆乌鲁木齐市天山区碱泉街136号

抑郁症患者首次就医时应提前梳理病情和症状，携带医保卡、身份证等，到达医院后，在导诊台扫码分诊。通常要做的检查包括血常规、心电图、心理测试量表（如抑郁自评量表）。

陈述病情一般包括如下内容：

1. 若是首诊，你需要陈述自己的基本病情及持续时间等；若是复诊，你需要陈述用药后的变化和感受。

2. 你这段时间的感觉，包括你的情绪、思维变化等。

3. 身体状态，包括有没有身体疾病、行动力等。

4. 人际关系状态。

5. 睡眠情况与饮食情况。

6. 你觉得有必要告诉医生的其他情况，以及你想问医生的问题。

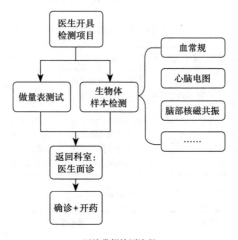

医院常规检测流程

医院提供的主要治疗方案可能包括药物治疗和心理咨询，有时也会用到电休克疗法和经颅磁刺激等手段。

抗抑郁症药物虽然没有成瘾性，但通常会产生一些副作用。

各类抗抑郁药物的副作用千差万别，比如有的药会影响食欲和性欲，有的药会导致震颤、头晕、思维变慢等。药物有副作用是正常的，但不能因为有副作用就不服药。比起抑郁症对人的损害，药物副作用的损害可以忽略不计，两害相权取其轻，服药是必要的。

关于心理咨询，我们需要注意的是，医生和心理咨询师是两种不同的职业，负有不同的职责。医生会帮你开药看病，但通常不会和你深聊，这是因为医生给每个病人看病的时间只有几分钟；而心理咨询师的主要职责是为患者做心理疏导，他们通常会详细地倾听你的问题，通过咨询让你实现状态的转变。

医生与心理咨询师的区别

	工作地点	职业资格证	提供服务	常用疗法	对比
医生	医院、诊所等	医师资格证书	躯体类身体疾病治疗与精神类疾病治疗	诊断、开药、手术等	药物治疗+物理治疗
心理咨询师	心理咨询机构、医院、高校	心理咨询师职业资格证书	心理类问题的处理与精神类疾病的心理治疗	通过谈话解决心理问题，如"认知行为疗法"	谈话治疗

心理咨询师分布

所在机构		服务范围	举例
精神疾病专科医院、综合医院精神科	心理咨询科室	到精神疾病专科医院和综合医院精神科就诊的病人，解决各类心理问题的专业渠道	北京安定医院临床心理中心
企事业机构	企业、高校	企事业机构内部人员，也可能接待非内部人员	北京师范大学心理咨询中心
社会心理咨询机构		面向全社会解决各类心理问题	简单心理

心理咨询师常用的抑郁症疗法包括：认知行为疗法、人际关系疗法、家庭疗法、正念疗法等。国家承认的从业资格证只有人力资源和社会保障部颁发的心理咨询师职业资格证书，美国认证协会注册心理咨询师是不被承认的。选择咨询师时，主要看咨询师的个案小时数与受督导小时数，这是最能证明咨询经验的指标。需要特别注意的是，承诺一定能把你的抑郁症治好的咨询师，往往都不可信。

关于服用抗抑郁药的建议

英国国家优化卫生与保健研究所（NICE）于2009年发布的方针指出，因风险收益过低，抗抑郁药物不应例行性地用于轻度抑郁的初步治疗。那么，哪些情况要考虑使用抗抑郁药物呢？通常来说，6个月以内的轻度抑郁是无须用药的，可以用运动、心理咨询等疗法。但如果运动和心理咨询效果不佳，就要考虑服药了。6个月以上的轻度抑郁需要服药，中度或重度抑郁必须服药。

该方针还指出，抗抑郁药物在大多数情况下都应与心理社会学治疗结合使用，在病愈后还应继续治疗至少6个月，以免复发。此外，SSRI（5-羟色胺再摄取抑制剂）类药物的耐受性比其他类抗抑郁药物更好。

服药的相关注意事项

女性在服用抗抑郁药期间，应尽量避免妊娠。若在服药后怀孕了，一定要向主治医生说明，特别是在妊娠的前3个月，要尽量避免服用抗抑郁药物。女性分娩后，由于乳儿的代谢功能还不十分完善，药物可能在乳儿体内蓄积，所以女性患者在服用抗抑郁药物期间，应尽可能将母乳喂养改为奶粉喂养。

患者喝酒和吸烟会降低抗抑郁药物的效果，并增加副作用发生的可能性。吸烟有可能使药物在血液中的浓度下降，导致治疗效果不佳，吸烟过量还会引起失眠。喝酒会使抑郁症状陷入恶性循环，对酒精的依赖也会成为治疗的障碍。酒精会消解药性，造成药物成分摄取不足，抑郁症状反复或加重；与此同时，它也会加重肝功能代谢的负担，致使肝脏超负荷运转，引起药物性或酒精性肝炎。

在服用抗抑郁药物期间，患者常会表现出嗜睡症状，特别是三环类抗抑郁药物，它们对缓解不安、眩晕、焦躁症状有明显疗效，更容易造成患者嗜睡。另外，抗抑郁药物和抗不安、抗心理病药物联合使用时，也可能造成患者嗜睡。因此，服用抗抑郁药物期间应避免开车。如果患者从事的是需要长时间集中注意力的工作，那么必须向主治医生说明，遵医嘱换药或将服药时间安排在晚餐后及睡前等空闲时间。

有超过80%的患者出现过至少一种不良反应。平均而言，每位患者会同时受到4种不良反应的影响。它们对患者造成了显著的困扰，甚至影响到日常生活。

想要应对具体的副作用，可尝试以下方法：

恶心：吸吮无糖糖果，并服用缓释抗抑郁药物；在夜间服药，以便减少恶心感。

性功能受影响：在服用抗抑郁药物之前，即副作用最小的时候过性生活。也可以向医生咨询其他方法，比如使用雌激素霜或勃起功能障碍药物。

疲倦：在晚上上床前服药，并尝试在白天小憩。

睡眠困难：在早上而非临近晚上上床时间服用抗抑郁药物，避免咖啡因的摄入，并咨询医生可帮助睡眠的药物。

口干：全天随身携带水，吮吸冰块，或者嚼口香糖。尝试通过鼻子而非嘴巴呼吸，咨询医生可以帮助产生更多唾液的药物。

视觉模糊：咨询医生可使眼睛湿润的眼药水。

便秘：食用大量高纤维食物或纤维补充剂，大便软化剂也有帮助。

头晕：动作慢一些，特别是刚站起来时；上床后再服用抗抑郁药物。

如果出现以下情况，请尽早联系医生：

- 使用抗抑郁药物4~6个星期却没有明显效果。

- 无法忍受药物的副作用。

- 产生其他相关疑问。

如果有以下任何症状，也应立刻告诉医生：

- 想要或尝试自杀。

- 抑郁和焦虑感更强。

- 感觉非常焦躁不安。

- 惊恐发作。

- 睡眠困难。

- 再次烦躁或烦躁恶化。

- 有攻击性或暴力倾向。

- 出现幻觉。

- 有危险的冲动行为。

- 感觉过度活跃。

- 行为或情绪的其他不寻常变化。

患者拒绝服药，作为家人该怎么办？

- 不要强迫患者服药。

- 调动患者的治疗动机，将服药与一些奖励联系起来。
- 及时联系心理咨询师做咨询。
- 谨防患者产生自杀的想法。

药物的副作用太大，患者拒绝服药，该怎么办？

- 抗抑郁药物和食物同时服用，可以减轻恶心。
- 如果有性功能问题，可以咨询医生换成其他抗抑郁药物。
- 如果有疲劳症状，应尝试在睡前1~2小时服药。
- 如果抗抑郁药物导致失眠，可以改为早上服药。

需要强调的是，抗抑郁处方药物应到正规的精神专科医院或综合医院的精神科开具。另外，你也可以凭医生的处方到一些精神科在线医疗平台购买抗抑郁处方药物，比如昭阳医生。没有医疗资质和处方权的购买渠道、药贩子，以及所谓的"转让抗抑郁药物的病友"都是不可信的。

抑郁研究所的很多用户都会问到，中成药（如知乐胶囊）对抑郁症的效果如何。知乐胶囊在澳大利亚药品管理局备案，在澳大利亚作为抑郁症补充用药上市，它是一种中成药，但国内尚不承认。因此，所有国内售卖知乐胶囊的渠道均被视为违法。考虑到它没有通过临床试验和新药上市审批流程，药效无从判断，所以不推荐使用。其他未经国家批准的药物，同样无法确定药效和副作用，也不建议使用。如果有用药的需求，一定要遵医嘱按时按量服药，切忌私自用药、停药或减药。对待药物的副作用要采取尽量客观的态度，积极做出调整。

引起广泛关注的英国记者约翰·哈里曾提出："药物的作用只有25%，跟人体自然康复的效果相比，其实没有什么区别。"他认为抑郁症跟人体内的化学元素失衡一点儿关系也没有，抗抑郁药也没有任何用处。他还宣称"揭开了惊天骗局"，以及"靠吃药永远治不好抑郁症"。

这种做法除了混淆公众视听，增加患者的治疗阻碍之外，没有任何积极作用。抗抑郁药物在研发过程中，都会进行充分的临床试验，直到在统计学上显著优于安慰剂效应，才会被批准生产上市。

这位英国记者所说的"抗抑郁药物与安慰剂效应一样"，很可能只是个例，没有落在有效的统计区间内。

无论从哪个方面看，"服药或者不服药，对抑郁症均没有什么实质性影响"都是对患者极其不负责任的观点。只有谨遵医嘱，按时按量正确服药，才能早日治愈抑郁症。

常见问题

1. 抗抑郁药物吃多了会不会成瘾？

很多人担心抗抑郁药物是作用于神经系统的药，吃多了会上瘾。这一点患者大可放心，医生开具的正规抗抑郁药物是不会成瘾的。药物耐受是机体对药物的适应，随着停止服药，这种耐受就会消失。等到药物在体内代谢完，其作用就会消失，所以不会成瘾。

需要注意的是，你要辨别所服药物是不是抗抑郁药物。很多时候，如果患者伴有焦虑等其他症状，那么医生可能会同时开一些抗焦虑或者治疗其他伴随症状的药物，至于这些药物是否具有成瘾性，就需要具体甄别了。但患者也无须过分担心，只要按照医生开的剂量吃，不随意加量，通常来讲是不会成瘾的。

2.症状减轻和好转以后可以自行停药吗？

停药太急促会引起停药反应，一定要遵照医生的建议根据药物半衰期逐步停药。服药一般分为三个阶段：急性治疗，巩固，维持。如果不是足药足疗程，就很容易复发，而且每复发一次，根治的难度就会加大，所以不建议患者在不经过医生同意的情况下停药。

3.不吃药只进行心理咨询可以吗？

抑郁症治疗的第一步就是用药物控制症状，之后再辅以心理治疗。当神经递质紊乱的时候，无论心理医生跟你说什么，你都是没办法听进去的，所以对于中度以上的抑郁症，必须先用药物稳定生物性基本水平才行。

4.为什么医生给我开的药和其他患者不一样？

医生在给患者开药的时候，遵循的是个体化合理用药原则，会综合考虑患者的年龄、性别、伴随疾病、既往病史等因素来选择药物。他们对用药的考量主要是基于"有效性、安全性、耐受性、现实社会能力和经济价值"这五个方面，前三个是选择抗抑郁药物的传统标准，后两个反映了医生对患者的一些现实状况方面的考虑。

5.正常人服用抗抑郁药物会有什么后果？

正常人吃了抗抑郁药物会造成身心状况异常。比如，对于有助于睡眠的药，抑郁症患者吃了可能只是每天多睡一两个小时，但正常人吃了之后可能会睡很久。还有一些药，抑郁症患者吃了可以减缓症状，而正常人吃了则可能会产生轻躁狂。

心理咨询是怎么回事?

心理咨询是指运用心理学的方法，对心理出现问题并寻求解决的咨询者提供心理援助的过程。

心理咨询一定要"病了"才能做吗？不一定，心理咨询主要分为两种，分别是健康咨询和发展咨询。健康咨询适用于遇到重大挫折或心理健康遭到破坏后产生不适情绪的患者。发展咨询是为了更好地了解自己，在生活上寻求更高的突破。

心理咨询一般有三种形式：面诊心理咨询、电话心理咨询、在线心理咨询。心理咨询按时长可分为：短程咨询（1~3周），中程咨询（1~3个月），长期咨询（3个月以上）。

具体咨询时长要视问题的严重程度，由患者和咨询师沟通后决定。

做心理咨询时，如果你需要解决的主要是个人问题，就不需要家人参与；如果是因家庭关系导致的心理问题，则需要家人共同参与到咨询中来。如果担心咨询过后可能会产生身体不适等感觉，需要有人照顾，也可以让家人陪同。通常情况下患者无须过分担心，心理咨询主要是以轻松谈话的形式进行的，不会对人体产生过大的影响。

看书学习心理学知识确实对缓解抑郁情绪大有帮助，但看书疗法并不一定适合所有人，甚至很多时候还会产生"道理我都懂，但就是做不到呀！"的反应。这是因为，人的困扰大多是困于感受，而不是囿于知识。在处理情绪和意义之类的事情上，很多时候我们的敌人就是自己，几乎永远做不到100%客观。

研究证实，专业且符合伦理的心理咨询可以达到良好的咨询效果，有75%以上的咨询者能因此改善症状、解决问题、获得成长等。值得注意的是，咨询并非"一次见效"的疗法。

大约在前4次咨询中，心理咨询师需要充分了解来访者的困扰和个人背景，之后再逐步深入。待处理的困扰持续时间越长，问题越深刻，咨询周期一般也就越长。

心理问题很难量化，它不同于身体机能，不是说超过某个值就表明出了问题。心理问题大多是一种感受，如果发现自己的心理感受很差，生活中的某些人、事、物让你感到不爽，而且这种情绪长时间无法自我排解，你就需要寻求心理帮助了。

精神科医生、心理医生与心理咨询师的区别

职业名称	精神科医生	心理医生（心理治疗师）	心理咨询师
所学专业	临床精神医学（包含药理学、诊断学、神经病学、精神病学等）	心理学（人格心理学、变态心理学、社会心理学等）+精神病学	心理学（人格心理学、变态心理学、社会心理学等）
职业资格证书	医师资格证书	心理治疗师证书	心理咨询师职业资格证书
发证机构	国家卫健委	国家卫健委	人力资源和社会保障部
工作地点	医院	医院	高校、心理咨询机构，或个人营业场所
工作对象	精神病人	有心理障碍的病人，心理障碍包括神经症、人格障碍、精神病	有心理问题的正常人
工作内容	通过你描述的症状判断你是属于哪类疾病，然后对症下药，或为你做电休克治疗或经颅磁刺激等物理治疗	每次花一个小时左右时间听你仔细讲述你的经历和心理问题，为你分析与疏导，并进行心理治疗/心理咨询	
适用抑郁症严重程度	轻、中、重度	轻、中度	

挑选心理咨询师时应坚持以下几个原则：

1. 选择持有国家承认的资质证书的咨询师。

2. 选择资历较为丰富的咨询师，可以从咨询师的从业时间、做过的案例数量、参与过的专业培训等方面考量。

3. 选择"感觉对"的咨询师。这样的咨询师能让你感到安全、舒服、可信赖，反之则会让你感到紧张、疏离、畏惧。

注意，国家承认的资格证书只有人力资源和社会保障部颁发的心理咨询师职业资格证书（目前该资格证书考试已被取消），其他的资格认证，如ACI注册国际心理咨询师，均未获得我国的承认。

在选择心理咨询的具体方式时，如果前往咨询地点的路程过长，让你感到很难坚持，或者时间安排上有问题，那么可以考虑在家里与咨询师连线的方式。视频咨询和面对面咨询一样，也可以解决焦虑、紧张和抑郁等心理问题，并建立起满意的咨询关系。

在选择咨询师时，你可以根据自己的感受和倾向性选择不同的咨询师。比如有的人比较容易信任年长的女性咨询师，有的人倾向于选择年轻的男性咨询师；有的人想找有留学经历的咨询师，有的人想找在国内从业多年的咨询师。

研究表明，与你相似的人更容易赢得你的好感和信任，也更有可能与你有相似的社交风格与世界观。因此，你可以从咨询师的背景及经历与你是否有相似性的角度去考虑咨询师的人选，因为这种相似性有助于咨询双方从一开始就建立起良好的关系。

目前心理咨询的市场价格平均为400元/小时~800元/小时。建议你选择自己能够负担的价格，视个人心理问题的轻重程度决定咨询频次，并非收费越高的咨询师就越适合你。合理的费用支出，从长远上看更有益。

如果很难判断什么样的价格算是合理的，可以在申请咨询的表中注明自己的费用预算，或者与咨询师见面后讨论收费问题。如果你目前的咨询支出并不利于咨询的开展，咨询师可能会向你提出转介的建议。

低价或免费的心理咨询多为公益性质，具体机构包括国家或地方性职能机构、中小学心理咨询室或大学的心理咨询中心、街道办事处或居民社区成立的心理咨询室、社区心理服务中心、公益性援助机构。其中国家或地方性职能机构主要有以下几个：

共青团中央青少年心理咨询和法律援助全国统一热线
电话：12355

希望24热线：400-161-9995

全国公共卫生热线：12320

若查找本地的心理咨询热线，请自行在网上搜索"地区名称+免费心理咨询"。这些咨询热线一般隶属于当地的团委、妇联、残联的心理危机研究与干预中心等，面向公众服务。它们提供的服务主要有：一般心理咨询，各种情绪障碍、躯体疾病的咨询，精神科疾病的诊断和治疗咨询，心理卫生知识的咨询，不同年龄心理卫生特点的咨询，等等。

以北京为例，本市居民可登录微信打开"暖翼"微信小程序，进行线上心理健康测评。若测评结果为有轻度或以上的心理问题，则可以申请线下免费的个体心理咨询与干预服务。作为该项目的参与方，北京回龙观医院组织临床心理科和危机干预中心的资深心理治疗师队伍，承担线下免费的个体心理咨询服务。

你还可以通过以下途径获得线上免费心理咨询的机会：

1. 天音公益咨询

网址：http://www.skyyin.org

服务内容：提供免费咨询（仅针对贫困和弱势群体）。

2. 525心理网或者搜索525心理网微信公众号

网址：https://www.psy525.cn

服务内容：提供免费问答。

3. 壹点灵心理服务平台

网址：https://www.ydl.com/ask

服务内容：提供免费问答。

4. 微信公众号：蚂蚁心理咨询服务

服务内容：提供免费咨询。

首次咨询应注意，在时间确定后，要准时赴约。这不仅是对咨询师的尊重，也是认真对待自身问题的标志，还是咨询师判断来访者是否适合接受心理咨询的评价指标之一。

在与咨询师对话时，不要做虚假陈述，比如修改事情的真实经过，修改问题的客观性，修改自己与其他当事人的真实感受等，否则很有可能会妨碍咨询师对问题做出正确的判断。如有需要，在隐私上可以做必要的隐瞒，比如你的工作单位、其他当事人的名字，咨询师会尊重来访者的隐私权。

如果在咨询过程中出现如下情况，那么你大致可以判定这位咨询师不够专业：

1. 你有比较严重的抑郁症，但咨询师告诉你不用吃药。

2. 承诺你咨询多少次一定能解决问题。

3. 初次见面没有任何说明，就直接开始咨询。

4. 在不正式的公开场合约见你。

5. 有频繁的身体接触或暗示举动。

6. 信奉心理学以外的东西，并试图以此为方法为你做咨询。

7. 将两次或三次咨询合并在一起进行。

对于最后一点，你要知道一次心理咨询的时长通常设置为50~60分钟，这是有一定道理的。因为在心理咨询时双方聊的话题都是你平时不愿意去面对的，如果聊上两三个小时，不但你自己会很累，心理咨询师也没有足够的精力去专注地帮你解决问题，所以对于那种声称可以一次性为你解决问题的心理咨询师，一定要警惕并远离他们。

正式咨询都应该有咨询协议。咨询协议应包含来访者的责任条目与咨询师的责任条目，以及双方商定的咨询地点、时间、频率、费用等相关内容。这类协议一般会一式两份，你和咨询师各执一份，以保护双方的利益。

有时，你会感觉心理咨询好像"没什么用"，这大致可分为3种情况：

1. 你在咨询过程中出现了潜意识抗拒，比如总感觉有地方"不对劲儿"，或者约定了时间却常常无法按时前往。这是逃避心理在作怪，需要尽力克服，以突破瓶颈期。

2. 你在和咨询师沟通的过程中总是感到"不舒服"，其原因可能是匹配度不足。如果你觉得很难继续下去，可以提出转介。

3. 你的问题属于精神类问题，不能单纯依靠心理咨询手段解决。在这种情况下，你需要先去医院就诊。

心理咨询的过程可能会激活患者早年的一些创伤体验，比如虐待、霸凌、不良家庭关系等。当这些体验出现时，会让患者产生各种负面感受，本能地想要逃避。但这个痛苦的时刻却往往是解决问题的良好契机。所以，如果你感到不舒服，可以试着去与咨询师讨论这些感受和体验，会对你有很大的帮助。

比如，"上次咨询过后，我感到很不舒服……"，"谈到……的时候，我的感受很复杂"，等等。但如果你多次反馈，咨询师仍未做出调整，也没有进行解释说明，你就应该提出转介了。

如果在咨询过程中产生了以下感受，你就应该和咨询师讨论结束咨询：

1. 达到了你预期的咨询目标。

2. 大部分情况下，你都更加理解自己的情绪，也更容易应对这些情绪。

3. 你有了更稳定的亲密关系和人际关系。

4. 你更加适应工作和生活环境。

5. 你感觉生活增添了新的意义。

6. 你有了更确定的自我价值感。

7. 即使离开咨询师，你也有信心独自面对生活，处理可能遇到的难题。

心理咨询结束后过几周或者几个月，你可以再约见一次咨询师，向咨询师反馈你的最新状况，看看是否还有需要调整的地方。

失眠自救篇

由美国睡眠医学会制定的成人失眠障碍的PSG（多导睡眠图）量化参考标准为：

1. 入睡时间≥30分钟。

2. 夜间觉醒次数≥2次或总觉醒时间≥40分钟。

3. 表现形式有难以入睡、睡眠不深、多梦、早醒、醒后不易再睡、醒后不适感、疲乏或白天困倦等。

4. 日间残留效应：次日清晨感到头昏、精神不振、心理异常、嗜睡、乏力等。

失眠的九大成因包括：心理社会因素（如生活和工作中的各

种不愉快事件），精神疾病因素（如焦虑与抑郁障碍），个性特征因素（如过于紧张、焦虑、强迫的人格特征），生理因素（如饥饿、过饱、疲劳、性兴奋等），以及环境因素、药物与食物因素、睡眠节律变化因素、生活行为因素、躯体疾病因素等。

其中，环境因素包括环境嘈杂、不适的光照、过冷或过热、空气污浊、居住拥挤或突然改变睡眠环境等；药物与食物因素包括咖啡因、茶碱、甲状腺素、皮质激素、抗震颤麻痹药、中枢兴奋剂等的使用时间不当或过量，药物依赖戒断时或药物不良反应发生时等；睡眠节律变化因素包括夜班和白班频繁变动等；生活行为因素包括日间休息过多、睡前运动过多、抽烟等；躯体疾病因素包括冠心病、胃出血或呼吸系统疾病等，这些疾病会让患者对生命担忧而引起失眠。

出现失眠的问题后，应马上到医院就诊，遵从医嘱进行治疗。一些人认为牛奶有助于睡眠，但其实即使牛奶中的色氨酸对睡眠有帮助，一杯牛奶的效果也十分有限。因此，它的作用很大程度上来源于积极的心理暗示。

想要睡一个好觉，你应做到以下几点：

1. 睡觉前1小时放下手中的工作。

2. 睡觉前不要喝咖啡、吸烟、喝酒或吃油炸食品。

3. 冲个澡，根据季节调整水的温度。

4. 把室温调到人体适宜的温度，一般是23~26摄氏度。

5. 伸展放松。

6. 听轻音乐。

7. 选择好的床上用品。

8. 练习深呼吸。

9. 控制睡眠时间，记录一个月的睡眠日志。

10. 实在睡不着的话，那就起床在房间里走两圈，让身体舒展，听一会儿促眠的音频。

如果你的失眠问题很严重，以上这些方法对你都没有用，那么你可能不只是单纯的"失眠"，建议去精神卫生中心或医院做详细诊断。

自杀可以被干预

根据2007年北京心理危机研究与干预中心的调查分析，自杀已成为15~34岁人群的最大死亡原因。我国每年平均有28万人死于自杀，170万人因家人或亲友自杀而出现长期且严重的心理创伤。一个人自杀会对周围至少6个人的精神和心理产生长期的负面影响，有13.5万17岁以下的孩子经历过父亲或母亲自杀的变故，有超过200万人自杀未遂。

美国的一项统计数据显示，全球范围内，每1 000个人中有4人自杀，有7人计划自杀，有20人考虑自杀。自杀已成为全美排名第11位的死亡原因，每年自杀死亡的人数远超谋杀或艾滋病的致死人数。而且，实际的自杀数据会比统计数据高出2~3倍。如果我们身边有企图自杀的亲友，那么我们要遵循的最重要的原则是：当他表示想要自杀时，任何情况下你都不应该认为他只是说说而已，而是要严肃对待这件事。美国国立精神卫生研究所（NIMH）统计，大多数在临床上被诊断患有抑郁症的人都不会直接尝试自杀，但有超过90%的自杀死亡者的确患有抑郁症或其他精神疾病。

如果早期介入效果好的话，80%的重度抑郁症患者可以通过早期识别、干预和支持得到及时有效的治疗，他们的自杀风险也会相应地降低。

他为什么要自杀？

根据埃米尔·杜尔凯姆教授的观点，自杀行为可分为4类：

利他型自杀：这是一种受到社会肯定的"形式化"自杀，比如日本武士的剖腹自杀行为。

自我型自杀：失去社会支持后的自杀，比如那些跟朋友或家人失去联系的老年人的自杀行为。

紊乱型自杀：因现有状态遭到显著破坏（如突然失去一份很好的工作）而产生极度的迷茫感，以至于通过实施自杀来摆脱现状。

宿命型自杀：因为对自身命运失去掌控而实施的自杀行为。

梅（A. M. May）和克朗斯基（E. D. Klonsky）教授曾提出，一个人想要自杀主要有两方面的原因。第一，需要逃避或者缓解无法控制的情绪和想法。自杀者想从难以忍受的情感痛苦中解脱出来，因为他们相信自己的未来毫无希望，觉得自己一无是处，认为这个世界上没有自己会更好。第二，渴求与其他人沟通或者能够深刻地影响他人。自杀者想通过决绝的方式把自己的所思所感告知其他人，期望改变他人对自己的看法。

很多证据显示，低水平的5-羟色胺跟自杀行为及暴力性的自杀尝试有关。低水平的5-羟色胺会增强抑郁症患者对冲动行为的易感性，从而削弱了对自杀这种冲动行为的控制力。

80%以上的自杀者都存在心理障碍，尤其是情绪障碍、物质滥用或冲动控制障碍。心理障碍常常和自杀行为联系在一起，而且很有可能是自杀的诱因。多达60%的自杀行为（对于青少年则为75%）与已有的心理障碍有关。在心理障碍与自杀的关系研究中，心理学家发现，可以将绝望感单列出来，它是自杀的有力预测指标。此外，绝望感还可以预测存在除抑郁症之外的其他心理健康问题的个体的自杀行为。关于自杀的人际理论指出，认为自己是别人的负担和归属感减弱，可以作为绝望感和随之而来的自杀行为的有力预测指标。

就自杀而言，最重要的风险因素可能是带来严重羞辱感的应激事件，比如（现实或想象中的）学业或工作失败，被所爱之人拒绝等。同时，霸凌和性侵等身心虐待也是重要的应激来源。还有证据表明，自然灾害造成的应激反应也会增加自杀的可能性，尤其是那些比较严重的自然灾害，比如地震、海啸等。

一个人无论何时具备以下危险因素中的4~5项，都可被视为处于自杀的高风险期：

1. 有自杀家族史。

2. 有自杀未遂史。

3. 已经制订了具体的自杀计划。

4. 最近经历了心爱之人去世、离婚或分居。

5. 最近由于经济损失或受虐而导致家庭不稳定。

6. 陷入巨大的创伤而难以自拔。

7. 有精神疾病。

8. 有药物或酒精滥用史。

9. 最近遭受了躯体或心理创伤。

10. 有失败的医疗史。

11. 独居，而且与他人失去联系。

12. 有抑郁症，目前处于抑郁症的恢复期或正在住院治疗。

13. 在分配个人财产或安排后事。

14. 有特别的情绪和行为改变，比如冷漠、退缩、隔离、易怒、恐慌、焦虑等，或者社交、睡眠、饮食、学习、工作习惯发生改变。

15.有严重的绝望感或无助感。

16.陷入经历过的躯体、心理或性虐待中不能自拔。

17.有愤怒、攻击性、孤独、内疚、敌意、悲伤或失望等情感表达。

值得注意的是，自残并不一定是自杀的征兆，虽然自残和自杀有一些相同的原因，比如：

· 逃避难以承受的痛苦。

· 改变他人对自己的看法。

· 缓解紧张、焦躁的情绪。

· 寻求他人的帮助。

2014年世界卫生组织的一份报告显示，自杀是造成青少年死亡的第三大原因，仅次于交通事故和艾滋病。在青少年时期，想要自杀和尝试自杀的人数占比约为1/6~1/3。

相较年轻人，老年人的自杀率也在近几年急剧上升，这和老年人躯体疾病的增加、社会支持的减少，以及由此导致的抑郁障碍有关。

从性别上看，全世界范围内除了中国，男性自杀率都比女性高。男性通常选择激烈的自杀方式，比如开枪和上吊；女性一般选择比较温和的方式，比如过量服药等。数据显示，男性大多在老年阶段实施自杀，而女性大多在中年阶段实施自杀。但在中国，女性的自杀率高于男性，尤其在农村地区。

容易诱发自杀行为的风险因素包括：

- 家庭自杀史。

- 滥用酒精或药物。

- 有自杀的过往经历。

- 有慢性疾病或残疾。

- 对人生持绝望的看法。

- 有被虐待的经历。

- 有冲动或好斗倾向。

- 对寻求帮助有强烈的耻辱感。

- 有抑郁、躁郁、精神分裂等精神障碍。

- 和社会处于隔离状态，缺乏社会支持。

- 近期生活变动，如失恋、失业、失去住房等。

- 认为自杀是摆脱困境的有效方式。

- 可以接触到致死性的物品，比如利器、毒药。

- 接触过自杀死亡的人或者加入有自杀倾向的群体。

大多数人听到自杀消息时的反应是悲伤和好奇，只有少数人的反应是去尝试自杀，而且使用的往往就是他们听到的自杀方式。2012年的一项研究表明，自杀行为和暴露于与自杀有关的媒体信息之间存在正相关关系。自杀的群体发作（若干人模仿某个人的自杀行为）在青少年中表现得最为突出，大约有5%的青少年自杀行为源于模仿。北京市卫生和计划生育委员会（现为北京市卫生健康委员会）负责人曾公开表示，个别媒体对自杀事件不负责任的报道会加剧这种"传染性"行为的传播速度和影响范围。

了解了自杀的原因、表现和影响因素之后，如果你觉得身边有人存在自杀的风险，作为旁观者、同学、朋友或亲属，你应该主动接触他们，并且表达你的忧虑。

任何人都可能会产生自杀的念头，如果你认为某人有自杀倾向，你应该直接询问那个人，比如：

- 你有自杀的想法吗？
- 你想自杀吗？

切记，不能以高人一等的态度或者命令式的口气，也不应该有先入为主的倾向。像"你是不是想做傻事呀？"这样的表述比较平易近人，有自杀想法的人可能不会过于排斥。有些人可能会觉得，这种直接询问的做法会强化对方自杀的想法。但研究表明，如果一个人有自杀倾向，直接询问不会增加他们的自杀风险。相反，这样问实际上给了他们一个解决问题的机会，并让他们知道有人在关心他们。

当有人告诉你他想自杀的时候，你可能会感到震惊和焦虑，这是可以理解的。但你需要避免做出消极的反应，而是要表现出冷静、自信和富有同情心的样子。

你可以使用的交谈技巧包括：

- 说一些真正关心对方的话比说你应该怎样做更有效。你需要理解、支持有自杀想法的人，还需要全神贯注地倾听他们的话。
- 问一问他们在想什么，有什么感受。
- 你要让他们安心，向他们表示你愿意听他们说任何想法和感受，以及他们想死的原因。
- 让他们知道，可以把这些事情说出来，即使过程可能很痛苦。
- 允许他们自由表达自己的情感，比如尽情哭泣、发泄愤怒，甚至是大声咒骂。
- 感谢他们愿意分享自己的感受，并告诉他们这样做是有勇气的表现。

- 倾听的过程中需要保持耐心和冷静。
- 不轻易同意或者否定他们的态度、行为、观点，让他们自由地表达。
- 提出开放式问题，这样才能问他们更多问题，从而发现隐藏在自杀念头背后的信息。
- 以总结的方式表明你确实在倾听他们，比如，"你想表达的就是……吗？"
- 通过对话，找出其中的重要信息。
- 时时刻刻表现出同理心。

美国的抑郁和双相情感障碍支持联盟曾给出11条对待有自杀想法的人的建议：

1.认真对待他。尽管绝大多数有过自杀想法的人都不会真正实施自杀行为，但大多数自杀者在自杀之前都向朋友或家人表达过他们的自杀意图。

2.获取帮助。打电话给他的治疗师或他信赖的人，或者防自杀热线、危机干预热线、网警或其他专业的心理健康组织。

3.表达关切。详细地告诉他，为什么你认为他有自杀倾向。

4.给予关注。认真倾听，保持目光接触，用身体语言表明你专注于他说的一切。

5.直接询问他是否有自杀计划。如果有，这个计划是什么？

6.认可他的感受而不妄加评判。比如，"我知道你现在的状况真的很糟糕，但我想陪你/帮你一起熬过去"，或者"虽然我还不能完全理解你的感受，但我想帮助你"。

7.安慰他事情会有转机，并且强调自杀是对暂时性问题的一个不可逆的解决方案。

8.不承诺保密。你可以帮他联系精神心理领域的专业人士，并准确告知即将或正在发生的事情。

9.确保他接触不到任何会伤害自己性命的物品或途径。

10.可能的话，不要让他独处，把他交给专业人士，并且继续表示对他的关心。

11.也请照顾好你自己。与有自杀倾向的人沟通对谁来说都不是一件易事，而是一个很大的挑战。与你信任的人谈论这件事，比如朋友、家人或专业的心理医生，尤其在你不知道该怎么办的时候。

尽管交谈很重要，但仍有很多事情是不适合说或者做的，比如：

- 与他就自杀的想法进行辩论。
- 与他讨论自杀是对还是错。
- 用愧疚感或威胁来阻止他自杀（比如，告诉他这样做会毁掉他的家庭等）。
- 尽量弱化他提出的问题。

- 给他敷衍的"安慰"，比如，"别担心"，"振作起来"，"你什么都有了"或者"一切都会好起来"。
- 用你自己的故事来打断他的话。
- 通过肢体语言表达你对某件事不感兴趣或态度消极。
- 试图给他做精神疾病诊断。

此外，不要回避使用"自杀"一词，直接讨论这个问题是很重要的。

面对有自杀想法的人，你不该说和可以说的话

不该说的话	可以说的话
别人的生活比你惨多了。	我觉得很难过，我能帮上什么忙吗？
明天你就会感觉好多了。	慢慢来，我会一直支持你。
生活本来就不公平。	你这样我也觉得不好过，但我相信大家会跟你一起战胜它。
你必须面对啊！	你不是一个人，我们都会支持你。
生活会继续，明天又是新的一天。	生活还有很多美好的东西，我愿意帮你重新发现。
我知道你的感觉，我也抑郁过。	我无法想象你现在经受的一切，但我会尽最大努力去理解你。
你太自私了。	我能做些什么来帮助你呢？
出去找点儿乐子，喝杯酒，把它忘了。	我很想帮你，你要是愿意聊聊的话，我们一起喝个咖啡吧。
你让我也变得不开心了。	看到你这么难受我也觉得很难过，怎么样才能帮到你呢？

不该说的话	可以说的话
你有什么可抑郁的啊?!	很抱歉我不知道你遇到了这样的麻烦，有什么可以帮到你的吗?
别再自怨自怜了。	我看得出你很难过，这让我也不好受，我能帮你做些什么呢?
出去跑跑步吧。	我想找人陪我一起暴走，你要不要来?
别待在屋子里了，出去玩玩吧。	咱们一起做点儿什么吧!
每个人都得应对生活中的糟心事，你怎么就不行呢?!	你的确不容易，我愿意帮助你。
你很坚强，一切都会好起来的。	我相信你能挺过去，你迈出去的每一步我都会全力支持。

一旦你确定了对方的自杀风险，就需要采取行动来保障这个人的安全，告知他们问题总是有方法解决的。当和他们交流的时候，关注能使他们保持生命安全的东西，并和他们一起制订一份安全计划。

一份翔实的安全计划应该包括以下信息：

1. 列出将要做的事情，明确谁来做这件事，以及什么时候执行。

2. 一段时间安排一项任务，让有自杀倾向的人容易完成，由此获得满足感，从而确保计划的长期执行。

3. 列出一些紧急联系人的电话，如果他有自杀的想法，可以立刻打给这些人。

4. 列出24小时危机热线，你需要找出过去谁支持过他，现在这份支持是否有效。

5. 商定好在他需要帮助的时候，你能做些什么，但不要把所有责任都揽到自己身上。

世界卫生组织在全球范围内开展的"预防自杀计划"表明，与因为自然原因而失去亲友的人相比，自杀身亡者的亲友更加强烈地感觉他们对死者的死负有责任。

此外，自杀身亡者的亲友还有可能花更多时间去琢磨其自杀动机，"为什么"的问题一直盘旋在他们心头。在帮助了有自杀倾向的人之后，这件事或多或少也会影响到你，让你觉得筋疲力尽。在这种情况下，你需要采取一些适当的自我关怀方式，比如：

- 给自己些许独处的时间，而不是时时刻刻都只关心一件事。
- 保持身体健康，注意锻炼，均衡饮食。
- 实时监控自己的情绪变化，如果情绪即将失控，就多从事一些事务性活动，分散自己的注意力。
- 如果这件事超出了你的承受范围，就要寻求帮助，不要一个人默默承担。

每个人走出悲伤的过程、方式和时间都不同，有的人需要半年，有的人需要好几年，有的人则可能在悲伤的某个阶段一直停滞不前。在这个过程中，痛苦的情绪体验也会反复出现。2002年12月，北京回龙观医院北京心理危机研究与干预中心成立了中国大陆的第一个免费为自杀者亲友提供服务的互助团体。到2017年，先后有1 000多名自杀者亲友和自杀未遂者来寻求帮助。自杀并非不可战胜，从不开心的情绪问题到最终结束自己的生命，在这个过程中家人和朋友，包括自杀者自己，都能做很多事情。有时候，可能只是一句话、一个眼神、一个拥抱，就可以挽救一条生命。在抑郁研究所的社群里，很多病友都曾游走在自杀的边缘，正是亲属和朋友的陪伴帮助他们渡过了难关。

在我情绪崩溃的时候，我的好朋友郭郭虽然坐在屏幕对面，但仍然默默地听我诉说，不反驳也不附和，我哭几个小时，她就开着视频陪我几个小时。郭郭，感谢你在那些日子里陪伴我，为我带来快乐。我们兴趣不同，我有时候也很毒舌，但你仍然愿意做我的朋友。我不想开学，但我想见到你！

深夜发微信给仅有的三个好友，有一个好友回复了我。她带妆穿制服忙了整整一天，刚一下班就用充满阳光的话语关心我、问候我。我突然觉得自己其实也可以活得跟她一样好。谢谢你一直陪伴我，尽管我们走的路完全不同，但我们的心灵路线一直是一样的。

我是风筝，家人是线，谢谢你们拉住了我。

为了爱我的家人，我不能有事，因为我爱你们，让你们担心了。

你的陪伴和支持，唤醒了我对美好未来的向往。你让我知道，一切都会改变，绝望的黑暗心境是不可持续的。

我怎么能死呢？死后的世界里没有我的爱豆，加油！

谢谢我的猫陪我一路扛过来，下辈子我做猫，你做人，换我陪着你！

父母应如何正视孩子的抑郁症

我确诊抑郁症之后，晚上在屋门外偷听到爸妈说话，爸爸说："让你少吹空调还不听，孩子得抑郁症就是空调吹多了。"

把检查报告递给我爸看的时候，他轻蔑地说："你这就是手机玩太多了，别整天盯着手机屏幕，病就能好了。"

23岁的表姐因患抑郁症跳楼自杀。我妈说："你可别像她那样，一天吃8根冰棍，能不抑郁吗？身子都吃虚了。"

像这样的不科学言论在病友社群里经常出现，空调和情绪闭阻问题被强行联系在一起，即所谓的"空调吹得多等于体质阴寒，等于易患抑郁症"。

在知乎的抑郁话题下，有两个热度很高的问题："如果爸妈不相信我患抑郁症了，怎么办？""抑郁症患者自杀后，他身边的亲戚朋友会怎么想？"网友回复中的那些不被家人理解的经历，每一个都像一道伤疤，触目惊心。

令人费解的是，抑郁症患者承受的最大恶意和误解竟然大多来自其身边最亲近的人。父母的不理解、不在意甚至是羞辱，无异于在患者的伤口上撒了一把盐，扼杀了他们求救的希望。当生命陨落的时候，几乎没有人记得自己之前说过什么，也没有人意识到自己曾忽略了什么，只是满心疑惑，"现在的孩子怎么都这么脆弱？"

豆瓣上有一个问题："是不是大部分父母都不能理解患抑郁症的子女？"这个问题道出了绝大部分抑郁症患者的心声。面对孩子的"颓废"状态和自杀念头，许多父母根本无法理解孩子怎么会"变成这样"。

在电视剧《小欢喜》里，乔英子的母亲强行改了她的高考志愿，女儿绝望之下要跳河。看着崩溃的乔英子，母亲哭着问："你为什么非要去上那个南大呀？"在母亲的认知里，给女儿设计"最合适"的志愿和人生就是最好的爱。她不明白为什么女儿不但不理解她的良苦用心，还偏执地"闹情绪"。在这一点上，乔英子的母亲正是现实中无数父母的缩影："我们已经给了你最好的，你为什么不开心？你又凭什么不开心？"对子女来说，爱是包容、理解和接纳；而在父母看来，爱是不断付出，即便那并不是孩子想要的。

父母一代是从物资匮乏的年代走过来的，吃饱穿暖对他们来说就是好的生活，物质充裕就是对孩子最好的爱。两代人对爱的理解不同，造成了沟通上的鸿沟。这种对精神健康习惯性的忽略使父母在潜意识里认为，年轻人"就是抗压能力太差，想开就没事了"。

抑郁症的概念从20世纪80年代引入至今，只有短短几十年的时间。在此之前，精神压抑被诊断为"神经衰弱"，不需要当回事儿，而精神类疾病则被视同"疯病"，是耻辱的标志。

几年前，当我鼓起勇气向父母坦承自己患有抑郁症，并请求他们不要再指摘我的生活时，父亲的责骂浇灭了我的所有希望："你丧着一张脸给谁看？有你这样的女儿就是我这辈子最大的耻辱！"

在有些父母看来，子女患了抑郁症是一件丢脸的事，给他们带来了麻烦。听闻谁家孩子因为抑郁症自杀时，他们也会下意识地把自己代入其中，感到恐慌和丢脸，还会对自杀者进行指责。

但他们不知道的是，也许他们的子女正在经受着抑郁症的折磨，光是坚持活下去就已经耗费了所有力气。至亲毫不掩饰的鄙夷和冷漠态度很有可能成为压垮孩子的最后一根稻草。

我们在抑郁研究所的社群里收集了318份病友反馈，其中有超过80%的病友都表示不愿意向父母倾诉。他们觉得即便跟父母说出实情，父母的反应也大多是"不知道"、"不理解"或"觉得我精神不好"。

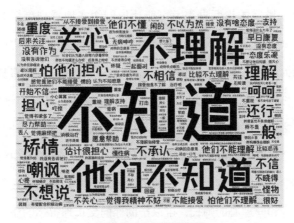

父母对子女患抑郁症的态度

父母难以理解患抑郁症的孩子，其实是代际冲突的一种体现。代际冲突指两代人因社会变革和发展而产生的矛盾或冲突。在对待抑郁症的问题上，父母往往固守着过去的思维，以自己为模板衡量子女；而子女早已接受了新的思维和文化，有了不同于父母的情绪体验。这不是单凭某一方就可以彻底解决的问题，它需要双方共同努力、互相理解、彼此尊重，最终达成和解。

研究表明，青少年抑郁症的康复与亲人、学校以及社会的支持都有很大关系。积极地寻求这些支持，会让抑郁症患者在获得父母理解的路上走得更容易一些。因此，如果你正在遭受抑郁症的折磨却不被父母理解，那么你可以试试以下方法：

1.在你的诊断书上，也写下父母的"症状"。当父母无法理解你的感受时，反复解释或许是徒劳的。但基于医生的专业性，一张白纸黑字的诊断书很有可能让他们切实地看到事情的严重性。如果你的家人对你的病情重视起来，但缺乏深刻的理解，你就可以提出进行亲子心理咨询。借助专业的力量，父母将从根本上了解你的感受，并采用更合适的方法帮助你。在这个过程中，也许你会打开心结，和父母的关系也会更近一步。

2.寻求外部力量，比如可靠的师长或学生心理健康中心。虽然有些学校在心理健康方面发展得还不够完善，但通常具备有基本专业度和同理心的师长，可以帮助你的父母理解你的病情。对父母来说，学校的重视也可以在一定程度上帮助他们直面问题。如果你有信得过的师长，不妨跟他们好好谈谈。

3.患病不是一个人的问题，治疗需要全家人的努力。除了固执的父母之外，还有一部分父母对抑郁症缺乏基本的了解。或许他们真的想理解你，也希望能为你做点儿什么，但他们不知道抑郁症是什么，也不明白你到底怎么了。对于这类父母，向他们普及抑郁症的基本知识是非常必要的，也是达成理解的关键。虽然这并不容易，但只要多尝试，就有成功的可能。

4. "妈，你的一个拥抱，胜过我吃的所有氟西汀！"研究发现，在青少年抑郁症的治疗上，家庭治疗有其独到的优势。"家庭治疗对青少年抑郁症的康复具有诸多良性的推动作用，能够显著减轻患者的抑郁症状，提高其家庭支持的动力水平，促进患者的心理和社会功能的康复。"

父母缺乏情感、惩罚性的消极教养方式，会增加青少年患心理疾病尤其是抑郁症的风险。青少年如果长期处于较低的自我评价状态，就会产生自卑、焦虑、情绪低落、兴趣减退等不良情绪。反之，良好的教养方式可以减少青少年抑郁症的发生概率。如果父母能够意识到家庭支持对青少年患者的重要作用，给予他们足够的情感关怀，尽量避免拒绝或否认他们，这些将对患者的有效恢复及预后改善起到不可替代的作用。

一位病友分享说，确诊抑郁症之后，他一直担心家人会不理解自己，便选择一个人默默承受。直到有一天晚上，他的母亲看到了他的确诊单，抱着他哭了好久。那一瞬间，他突然如释重负，身心松弛下来。从那之后，母亲的行为和平常没有什么不同，只不过会主动帮他关上房门，接送他看医生。"虽然也会有坚持不下去的时候，但现在的我意识到，有人在陪我一起努力。"也是在那个晚上，他问母亲："如果我一直这样，你会不会觉得很麻烦？会不会后悔生下我？"母亲对他说："你是我的孩子，不管你变成什么样子，我都一样爱你。"

在全世界范围内，目前在心理咨询机构接待的来访者中，有60%以上是青少年或儿童，这个数字从2014年以来逐年上升。根据世界卫生组织的统计，有1/5的青少年存在一定的心理问题。但是，青少年心理问题一般而言不只是个人问题，还应考虑家庭问题。

按照世界通用的年龄标准范围，青少年的年龄区间为13~19岁。处于这个年龄段的人容易产生极端行为，仇视感强，但也容易在第一时间接受干预。在存在心理问题的情况下，青少年容易产生四类举动：第一，态度敷衍，但不发生冲突；第二，态度消极，积极心态较弱；第三，和家长发生冲突，包括语言和肢体冲突；第四，拒绝和家长沟通。

为了让家长能更好、更有效地帮助有心理问题的孩子，北京国奥心理医院董事长赵丰于桐、北京国奥心理医院心理专家李楚若、中国科学院心理研究所研究生兼资深心理咨询师于德志、广东省心理学会心理咨询与治疗专业委员会委员王靖贤等心理行业专家在6个月时间内开展了37场社群免费答疑问诊活动，以下是他们对关键问题的解答和建议。

抑郁症是家庭问题在孩子身上的病症表达

赵丰于桐

家庭系统是家庭关系质量中的一个重要概念。我们把家庭看作一个系统，如果系统内的成员都是完好的，这个系统就会处于稳定状态，系统内的成员彼此间的互动也会比较良性，心理状态也会比较健康。家庭成员之间的良性互动所产生的有形和无形规则共同构成了一个比较稳定的家庭系统。

孩子作为家庭成员之一，如果患上某种心理疾病，实际上可能是因为整个家庭系统出现了问题，家庭关系的损坏致使易受影响的孩子出现心理疾病。青少年抑郁症实质上可以看作家庭关系问题在孩子身上的病症表达。

孩子患抑郁症之前常会出现的四大问题

李楚若

行为问题。多表现为打人等攻击性行为，还可能会存在多动症和自闭倾向。对于幼儿园和小学阶段的儿童，要根据具体情况制定家庭规则，做到孩子和家长的相互尊重与平等。家长和孩子的沟通要具体、直接，态度要温和、坚定，让孩子产生"赢"的感受，而不要和孩子站在对立面。

情绪问题。青春期抑郁症的病因大多是情感隔离，父母不和，家庭氛围不好，在这种环境下孩子更容易患抑郁症。

在孩子做心理咨询的过程中，父母一定要参与进来，和咨询师一起找到孩子患上抑郁症的原因，以便在接下来的家庭治疗中及时做出调整和改变。

家长要做出什么改变呢？第一，要去觉察；第二，要有动力；第三，要有耐心；第四，要用科学的方法，切忌用家长的身份去压制孩子的表达或拒绝沟通。

关系问题。家庭关系处理不好，孩子就会焦虑，甚至可能会转化为抑郁。孩子会觉得自己不受欢迎，自我认同感低。如果父母的自我认同感高，孩子的自我认同感就高；如果父母和孩子的关系好，孩子跟同学的关系通常也不会差。

一些孩子会早恋，这是正常的，家长给予正确的引导和做好性教育即可，千万不要给孩子扣上坏学生的帽子，否则孩子就会因为受到批评而产生羞耻心理。家长平日应该多关注孩子的细微变化，定期和孩子进行平等交流。一旦出了问题，先要相信孩子这么做是有原因的，但不要支持孩子去攻击别人，而是与孩子站在一起，客观地讨论问题。

学习问题。孩子偶尔可能会产生上学焦虑，出现身体问题，以致不能完成作业，甚至不能去上学。导致学习问题的原因有很多，比如和同学、老师的关系不好，对学习产生抵触情绪，学习成绩达不到父母的期望等。若出现这些情况，就需要进行心理干预，父母也要好好配合。父母应主动和校方、老师沟通，明确孩子在学校的表现和遇到的问题，从孩子的角度出发制订解决方案。

和孩子好好说话是缓解家庭关系的方法之一。

第一，好好说话是不带指责地说话。孩子是非常敏感的，如果话中包含指责的成分，他们就会不愿意继续沟通，甚至会愤怒地用言语攻击父母。沟通是人际关系的基础，幸福指数取决于人际关系。如果不能好好地沟通，情绪就会受到压抑，导致更多的亲子问题。

第二，好好说话是没有敌意地交流。人在愤怒的时候，说话是带有敌意和攻击性的，所以，好好说话是指心平气和地说话。家长不能遇到不开心的事情就把负面情绪发泄到孩子身上，或者因为孩子没把事情做到家长满意的程度，就不跟孩子进行平等、友善的沟通。

第三，好好说话是真诚直接地表达。对孩子不要绕来绕去地说话，而要真诚、直接地表达，这样才不会引发孩子的反感。青春期的孩子不喜欢父母碰他们的东西，进他们的房间。有些父母会问："为什么我不能进你的房间？为什么我不能碰你的东西？"这种问话方式就含有指责的意思。

父母的思维误区在于，他们认为"我可以这样做"，而没有站在孩子的角度上看问题。孩子还不成熟，表现得很自我，这很正常。但父母是成熟的，如果在孩子面前也表现得很自我，就不应该了。

父母应该问："妈妈可以进来吗？你已经4个小时没有出屋了，妈妈有点儿担心你。饭做好了，你要出来吃饭吗？"这种问话方式表达了妈妈的担心和焦虑，孩子会从中感受到妈妈的爱，也就更愿意走出来。

你的爱为何会变成一种伤害？

于德志

不要试图改变孩子，而要去了解孩子身上究竟发生了什么。在孩子平复激动的情绪之前，一切劝告都是无效的。所以，家长首先要弄清楚孩子的痛苦来源究竟是什么，以及有哪些话在家长看来是有帮助，但孩子实际体验到的只有伤害。家长要做到真正去倾听孩子的感受。

避免让孩子出现情绪波动就是支持孩子吗？情绪只是心理困境的外在衍生物，表面上的平静可能伴随着内心的翻江倒海。如果父母能做到和孩子互相尊重，敞开心扉聊一聊，就会发现大多数时候孩子的平静其实是自我伪装或者自我压抑的结果。"避免让孩子出现情绪波动"不过是扬汤止沸，治标不治本。

"孩子情绪平复"并不意味着他走出了困境，避免让孩子出现情绪波动也不是帮助孩子的有效方法。很多时候，这不是在满足孩子的需要，而是在满足父母克服自己内在恐惧感的需要。当父母发现压抑和控制对孩子来说不好之后，他们可能会走向另一个极端，无条件地顺从和满足孩子的要求。这两种做法都不正确，前者认为严格的管理有利于孩子的成长，后者认为在孩子的要求无条件得到满足后，他就可以走出困境。但实际上这两种方式都解决不了问题。

一味地顺从孩子和一味地压抑孩子在本质上是一样的。如果家长一味地顺从和满足孩子的要求，而不是给予孩子心理支持，就是在损害孩子的长远发展能力。

比如，如果给孩子提供过多的选择，孩子就会越来越难以做出选择，这是因为孩子的感知能力受损。只有重新培养孩子的感知能力，孩子才会有能力去体验生活中的快乐与痛苦。

情绪和极端想法是不可控的。孩子的情绪变化说明他的情绪仍是鲜活的，而如果孩子一直被告知应该控制自己的坏情绪，那么孩子会讨厌并拒绝自己的坏情绪，并假装自己很平静。当孩子试图伪装自己的真实情绪，与坏情绪战斗，试图控制自己的情绪时，他可用于生活的资源就会越来越少。父母希望孩子的情绪状态平稳，孩子为了迎合父母的期待而开始控制自己的坏情绪，并一味地追逐好情绪，久而久之就会丧失长久的心理健康。

为什么父母的爱会变成伤害？首先，父母在面对孩子的时候，并没有关注孩子而是关注自己的内心，并把自己的内心投射到孩子身上。其次，当孩子崩溃的时候，恐惧会让父母选择躲避。最后，父母会沉浸于自我感受而无法自拔。比如，父母在愤怒的时候往往会质问孩子："你说你要怎么办！"此时，父母最需要做的应该是平复自己的情绪。

案例解读

王靖贤

案例一：孩子成为父母争夺主权的牺牲品。

一位大二男生患有重度抑郁症，住院治疗半年后出院，并休学一年。他小时候很乖，在父母的重压下上了许多补习班。他的父母常常吵架，这让他焦虑不安。他的姐姐很健康，成长经历和他完全不一样，初中离家求学，非常独立。而这个男生一直在父母的控制下生活，并成为父母争吵的牺牲品。

案例二：患有双相情感障碍的女孩。

这个女孩的状况比较特殊，她作为家里收养的孩子，成了维系养父母婚姻关系的一条纽带。女孩情绪好的时候会做很多事情，家里也会给予很大支持；但一旦双相情感障碍复发，就会回到家里或住院。

后来，她的养父和第三者生下了一个男孩。女孩知道后做出了各种极端行为：伤害自己，离家出走，突然失联又突然恢复联系。她的心理创伤在于被亲生父母抛弃，极度缺乏安全感，所以她会用极端的方式去试探现在的家庭系统是否稳固。

案例三：初中生自残。

这个男孩会思考很多关于死亡的问题，会进行自残，但他的家庭看起来很不错，父母关系和谐、相敬如宾。他的成长环境像温室一样，父母能为他提供很好的资源，一路走来非常顺利，学业成绩也很优秀。初三时他开始出现抑郁症状，和母亲发生言语冲突，进行冷对抗，并通过伤害自己的身体来感受自己的存在。学习对他来说越来越无趣，他也找不到价值所在。他想毁灭好的感受，因为他需要感受苦，只有美好和痛苦兼具，他才能成为一个完整的人。对此他的母亲只会妥协，一味地满足孩子的要求，这对家庭系统而言是不健康的做法。

为了有效地调整家庭关系，可以采取以下方法。

1.正视关系本身就是解决问题的开始。

- 夫妻处理好彼此间的关系，有助于给孩子营造一个好的家庭环境。

- 孩子表现出来的心理问题需要父母正视夫妻关系和亲子关系。

- 调整家庭系统。

2.放下控制权的争夺，回归正常关系。

- 夫妻之间不要争夺控制权。

- 父母试图控制孩子，可能会造成失控。

- 控制本身就是家庭关系的呈现。

- 父母不要把过多的注意力放在孩子身上。

• 孩子长期被家长控制，可能会丧失独立的能力。

3.划定边界，回到自己的位置上。

• 父母要时刻知道自己的位置在哪里。

• 回归父母的角色，保证孩子的温饱，并为其提供情感支持。

4.学着发现对方的优点。

• 父母想想对方的优点，并用笔写下来，看看能写出多少。

• 把你发现的优点反馈给对方，此时家庭气氛是愉悦的，对孩子来说也是有利的。

第二部分

抑郁症
背后的真相

抑郁症会杀死人类吗？

得了抑郁症，意味着进化，还是被淘汰？与其说患抑郁症的人越来越多，不如说认知能力的提升让人类发现了抑郁症。纵观历史，人类的基因一直在随着生存环境发生动态变化。如今人类的社会活动在很大程度上违背了天性，能量的摄取总是大于消耗。城市化带来了肥胖问题，就体脂率而言，现代人已经完全不能和采集-狩猎时期的人类相比。

现代人的精神世界得到了史无前例的极大丰富，而身体却有些跟不上信息迭代的速度，大脑超负荷工作，抑郁症和种种精神疾病纷至沓来。

在古代社会，满足物质需求是人类考虑的首要问题。很长一段时间，抑郁症都没有被识别出来，但这并不能说明它不存在。就像在列文虎克发明显微镜之前，没人知道细菌一样，随着经济的不断发展和社会生产力的过剩，人类才逐渐步入更精细的世界。

在这个精神疾病泛化的时代，精神问题被舆论解构和消费，人类进化到达了一个微妙的临界点。抑郁症、双向情感障碍、边缘性人格障碍……各种精神疾病接踵而至。在学习如何融入社会之前，人们先要学习如何同自己相处。就像电影《X战警》的情节，对于率先进化出特异功能的人类，学会使用自身持续输出的价值能量是当务之急。

很多优秀的人因为进行了大量的高价值产出，都会处于持续亢奋的状态。这佐证了蒲公英-兰花理论：蒲公英型人格对环境条件不敏感，在哪里都能顽强地生根发芽，但开出的花朵并不夺目；而兰花型人格对环境条件很敏感，在恶劣的环境中容易发生精神疾病，但在适宜的环境条件下则会表现得很优秀。具有兰花型人格的人往往能成为文明的缔造者。

抑郁好比人类的又一次自我进化，其中一部分人的精神世界迅速扩张，以至于超出了人类基因的动态调整阈值。要么是他们真的病了，要么是他们作为拥有敏感特质的人群率先进化了。

那么，抑郁症到底是"富足病"还是"穷苦病"？你可能经常会听到以下的观点：

- 患抑郁症就是因为人穷命贱，如果有钱我才不会抑郁。
- 有钱人的快乐是穷人想象不到的。
- 要是今天中了500万元大奖，我的抑郁症明天就能好。

上述观点时常在各大病友群中出现，但事实果真如此吗？数千年来，改善人类生活质量的最佳方式无疑是提高物质生活水平。在狼群环伺的时代，物资充裕是人类的奋斗目标。但对当今的大多数人来说，生活的艰辛已不在于填饱肚子、拥有清洁用水和保暖设施了，甚至有很多事业有成或资产富足的人也饱受抑郁症的折磨。

2014年1月4日，中铁股份有限公司总裁白中仁在家中跳楼自杀，媒体从其家属处获悉，他已患抑郁症多时。

2015年10月23日，49岁的国信证券总裁陈鸿桥在家中自缢身亡，家属表示是因为他身患抑郁症且疏于治疗。

2018年6月8日，美国著名厨师、美食作家、美食节目主持人安东尼·波登在酒店房间内上吊自杀。据媒体称，安东尼由于工作过于劳累而患上抑郁症。

2018年12月1日，美籍华裔物理学家、美国国家科学院院士、中科院外籍院士张首晟离世，终年55岁。据家人称，张首晟已与抑郁症对抗多时。

人们羡慕物质条件充裕的人可以不用为生计发愁和奔波，却忽略了他们成功背后的付出和艰辛。

心理分析师阿尔弗雷德·阿德勒说过："生而为人，就意味着觉得自己比不上别人。"也许他应该这样说："生而为人，就意味着对自己不如别人十分敏感。"因为这种敏感的特质，所以社会地位对人们的自信程度有着至关重要的影响。

当然，成功人士也有可能觉得自己无能，普通人也有可能自信满满。不同社会阶层和不同心境的人们共同搭建起一间抑郁纸牌屋，只有在一层脆弱的情绪泡沫的保护之下，这间纸牌屋才能勉强维持下去，不因外界的非议和内心的自卑而崩塌。

人们常常羡慕别人拥有得多，却很少想到别人为此付出了多少。在向往他人财富的同时，是否应先问问自己："那把悬在财富殿堂上的达摩克利斯之剑，我愿不愿意面对？"

抑郁症如何唤醒了人体的"死本能"？

在现代社会，信息获取的门槛急剧降低，人类的认知和欲望

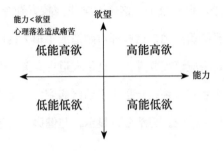

水平在信息爆炸中并行增长，但能力则几乎与原来持平，两者之间的鸿沟让无数人难以接受。

在相关性坐标系中，欲望的调节难度低，而能力的调节难度高，"低能高欲"区间内的悬殊落差让人难以承受。

面对一次次的跃迁失败，落在该区间内的人在情绪、思维、行为、情感方面都失去了活力，变得死气沉沉。精神分析学家弗洛伊德指出，人有两种本能，一种是生本能，一种是死本能。生本能意味着活力，死本能意味着破坏。抑郁症致使人的生本能丧失，却激活了死本能。

现代医学已经证明，抑郁症不仅是一种心理疾病，也是一种功能性疾病。伴随着器质性病变和躯体症状的加重，5-羟色胺无法掌控情绪意志，多巴胺不能传递快乐，去甲肾上腺素拒绝提供生命动力，致使抑郁症患者无法掌控生命自主权。

那么，面对想自杀的抑郁症患者，应该尊重个体意志还是进行危机干预？有这样一个自杀干预案例颇为典型：一位女大学生在社群中说她想自杀，病友们想帮助她，于是联系了学校，阻止了她实施自杀。但后果是，这位女学生被校方勒令休学三个月，她的室友也日渐疏远她，这些都对她造成了很大的困扰。当事人的自由意志是否应该被尊重，一直是人道主义关注的问题。

抑郁症患者想自杀，一是由于脑区病变，二是由于抑郁症的症状令他们痛不欲生。荟萃分析显示，与健康的对照组相比，青少年抑郁症患者的大脑皮质表面积显著减少。他们已无力招架各种躯体问题，继而产生了思维与行为障碍，之后变得情感麻木，快感被阻断，这一切都使得抑郁症患者想要用死亡来获得解脱。

所以，"不干预每个人的生命轨迹"的信条并不适用于抑郁症患者。他们因生病而引发的自杀行为是不受主观意识控制的，所以需要专业的救助组织对其进行人工干预。然而，人工干预并不是生硬、粗暴地阻止患者的自杀行为。面对敏感的抑郁症患者，干预的前提是尊重他们，并用有温度的方式为他们提供必要的救助。

社交网络里不是只有语言暴力，也有陪伴与温情。正是有了社群里病友们的互相陪伴，许多绝望无助的人才被从死亡的边缘拯救回来。我们尊重个体意志，但也践行人道主义，毕竟没有一颗星星注定是黯淡无光的。

抑郁症是上帝的惩罚吗？

　　纵观历史，当我们遍览各个时代人物的抑郁情况时，这些或正确或有偏差的历史记录都指向同一个结论：抑郁症是一个人类已经思索了上千年的问题。它不仅和个人有关，还与文化、时代背景息息相关。在这一刻对抑郁症下的定义和做出的解释，可能在下一刻就会被新的科学认知推翻。

　　抑郁症的历史可追溯至古老的美索不达米亚时期。根据考古研究，一尊古巴比伦大地女神达姆金娜的雕像展现出忧郁的气质。中国最早的相关记载则出现在春秋时期，楚穆王之子婴齐在攻打吴国失败后，因忧恨交加患"心病"而亡。

　　人类发现的关于抑郁症的最早的书面记载来自2 000年前的古希腊。当时，抑郁症被视为一种精神状况，而非身体疾病。和

古埃及

1
认为精神疾病是破产或者身份地位下降导致

2
使用麻醉剂和睡眠疗法，尝试通过对梦境的解释来发现疾病的缘由

3
目前已知的第一个将精神健康看护作为重要组成部分的社会

古希腊与古罗马

2
"医学之父"希波克拉底认为忧郁是内因外因混合而致，提出服用通便或催吐的草药，可达到重新平衡体液的效果，开创了药物治疗抑郁的先例

1
提出体液论：人格受四种体液的影响：黏液、黄胆汁、黑胆汁与血液，忧郁是黑胆汁过多造成的

3
忧郁一词源自希腊文中的melainachol，意即黑胆汁

将忧郁症看作一种恶毒的病症，是上帝的惩罚

忧郁症患者被当成巫女、异教徒，受到残酷的迫害

中世纪
（5—15世纪）

安德鲁·所罗门指出，现今把忧郁症视为耻辱的观念就是滋生于这一传统

文艺复兴时代
（14—16世纪）

忧郁浪漫化，亚里士多德提出"在哲学、诗歌、艺术和政治方面出类拔萃的天才，都具忧郁的特质"

抑郁症被加上了光环，成为风靡一时的上流社会"贵族病"，也常在舞台上各种情绪异常的角色中展现，杰出代表是莎士比亚的哈姆雷特

启蒙运动的理性时代
（17—18世纪）

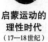

抑郁症的宗教解释被科学所取代，笛卡儿认为：抑郁症是纤维失去弹性所引起的，或归因于大脑特定部位的血液供应量减少

2
抑郁不再被视为创造力的象征，而仅仅只是精神失常

3
治疗方法机械又残忍，主张用身体痛苦来分散对内心痛苦的注意，常见的有让病人溺水，或是放到旋转的奇怪机器里致人昏厥呕吐，达到"重置大脑系统"的目的

人类对大脑功能的探索还在持续进行，随着神经科学的发展，有可能会找到更安全有效的治疗方法

🔍 未来

1
抑郁症不断受到重视，随着对抑郁症发病机制的研究深入，药物治疗逐渐成为治疗抑郁症的主要方法，同时辅以心理治疗

2
世界卫生组织调查显示，预计2030年抑郁症将成为世界第一大负担疾病，发病者出现低龄化趋势，抑郁症防治已被列入全国精神卫生工作重点

现代
（20世纪后）

现代生活的步伐加快给神经系统带来了高负担，抑郁被视为情绪障碍。从根本上改变了医生和心理学家对抑郁症的治疗

1
认为身心能够影响情绪，情绪也可以反作用于身体和心灵，这个观点刺激了20世纪"情绪科学"研究的产生，对后续抑郁症的现代解析也有显著影响

2

但抑郁的浪漫复兴是短暂的，心理学和生物学的发展逐渐为现代对抑郁症的认知观念奠定了基础：抑郁症是精神疾病，会阻碍（而不是帮助）一个人成为真实的自我

维多利亚时代
（19世纪）

抑郁患者被视为具有洞察力的特殊人群

1

康德认为，"忧郁可远离俗世尘嚣"，"美德似乎要与忧郁结合才能达到最高和谐"

浪漫主义时期
（18世纪后期）

2

抑郁症的历史

其他精神障碍患者一样，抑郁症患者通常会被送到寺庙或者教堂，由僧侣或者牧师对他们进行驱魔治疗。

"西方医学之父"希波克拉底的研究使一些医生开始认识到抑郁症等精神障碍并不是魔鬼附身所致，而是生理上的一种疾病。希波克拉底认为人体内有血液、黏液、黄胆汁、黑胆汁4种液体，并形成了体液学说。他认为抑郁症是人体内的4种体液的不平衡所致，主张通过释放体内的血液来治疗抑郁症。

- 血液偏多的人乐观开朗，于是"乐观、开朗"的性格在英语中也称作"血液质"。
- 黏液偏多的人生性冷淡、迟钝，于是"冷淡、迟钝"的性格在英语中也称为"黏液质"。
- 黄胆汁过多的人暴躁易怒，所以"暴躁、易怒"的性格在英语中也称为"黄胆汁质"。
- 黑胆汁偏多的人生性忧郁、易感伤，于是"忧郁、易感伤"在英语中也称为"黑胆汁质"。

体液学说和中医的阴阳五行论有许多相似之处。传统西医的基本理论是"四体液说"，分别对应"冷、热、湿、干"这四种本质，中医则主张世间万物由"气、火、水、土"四种元素组成，四体液与四本质是构成宏观宇宙的四元素的反映。他们认为，若体液平衡，人就能保持健康；若体液失调，人就会生病。

在过去的很长一段时间内，抑郁症的治疗大多是通过挨饿、放血、殴打等手段。直到800年左右，一名波斯医生首次提出抑郁症可能是由大脑的相关疾病引起的，并开始使用早期行为疗法做治疗。值得注意的是，适时奖励理论就是在这个时期出现的，但这种通过奖励机制改变行为的疗法直到1 000年后的巴甫洛夫条件反射实验，才被证明是科学有效的。在中世纪的欧洲，人们的认知在很大程度上受到宗教的影响，并再次把抑郁症归咎于魔鬼附体，溺水、驱魔、灼烧……又一次成为精神障碍患者的主要治疗方法。在当时的"疯人院"中，管制、抽打成为常见的管理手段。

但也有医生开始重新探究精神障碍的致病原因，可惜并未获得民众的广泛认可。1621年，一本名为《忧郁的解剖》的书描述了抑郁症的社会原因和心理原因。该书作者罗伯特·伯顿认为，抑郁症主要是由不良的环境因素所致，并提出了运动、旅行、吃泻药、放血、听音乐等治疗抑郁症的方法。

中世纪时期的人们将抑郁症道德化，而文艺复兴时期的人们则将其浪漫化。亚里士多德说："在哲学、诗歌、艺术和政治方面出类拔萃的天才，都有忧郁的特质。"文艺复兴时期的伟大人物似乎也印证了他的话，米开朗琪罗、达·芬奇、牛顿等无一不是忧郁的天才。弥尔顿在他的诗歌《沉思的人》中呼喊："欢迎啊，最神圣的忧郁！"于是，气质阴郁开始被视为思想有深度的表征，脆弱的性格则被看成是拥有深邃的心灵所需付出的代价。

就这样，抑郁症迎来了它的高光时期。抑郁症被戴上了各种光环，并被视为创造力的象征。抑郁代表着深刻、复杂，甚至天赋，这类观念席卷了整个欧洲。于是，上流社会流行起这样的状态：满脸愁容、沉默寡言、一头乱发地躺在沙发上，双眼凝视地面或窗外，几个小时一动不动……它甚至已经融入了文化，在舞台上各种情绪异常的角色中有所体现，其中最著名的莫过于莎士比亚戏剧中的哈姆雷特。

17世纪是欧洲的理性时代，对抑郁症的宗教解释被科学所取代，生理学与解剖学领域不断涌现出的重大成果，为人们理解精神疾病提供了客观依据。随着蒸汽机的发展，人越来越多地被看作一台机器，这种观点的主要代表人物是哲学家笛卡儿。在他的影响下，社会对抑郁症也做出了很多科学的解释。比如，忧郁症是纤维失去弹性所致，或可将其归因于大脑特定部位的血液供应量减少，等等。

但在理性至上的时代，失去理性的抑郁症患者往往受到歧视，被看作自我放纵的异类。当时，治疗抑郁症的方法也充斥着机械般的冷酷与残忍。有人甚至主张用身体的痛苦来分散对内心痛苦的注意力，比如让病人溺水，或是将其放到旋转的奇怪机器里致其昏厥和呕吐，以此达到"重置大脑系统"的目的。

差不多同一时期，精神病院开始运营。当时社会中存在的病耻感让精神疾病患者无处可去，他们或者被家人藏起来，或者被扔在大街上，或者被关在遥远的地方。但精神病院的条件非常差，病人常常遭到非人的对待。

直到后来，人们偶然间注意到治疗结核病的药物对于一部分人的抑郁症有意外的疗效，从此，抑郁症的药物疗法开始进入人们的视野。此外，新的心理学治疗方法也逐渐兴起，比如认知行为疗法、家庭治疗等。新疗法比精神动力学疗法更易于学习和操作，所以它们逐渐成为主流的心理治疗手段。

一方面，现代的抑郁症患者相比古代患者更加幸运，他们可以得到较为正确的对待和治疗。抑郁症是一种由多方面因素导致的疾病，包括心理、生理、社会因素等。抑郁症的治疗目标目前已经从单纯的疾病治疗转变为恢复患者的社会功能，治疗方法也从单一的药物治疗或者心理治疗转变为整体而全面的治疗。而且，社会对抑郁症患者的接纳程度也越来越高。

另一方面，世界卫生组织的调查数据显示，全球有超过3亿人患有抑郁症，这个数据与每年平均85万的自杀人数有着紧密的联系。抑郁症也是导致人类残疾的第三大疾病，预计2030年它将成为全球负担第一的疾病。

数千年来，在不同时期文化的影响下，人们对抑郁症的认知经历了从荒谬到崇高，从罪恶到时尚的变化，至今仍在不断变

2004年和2030年世界范围内导致疾病或损伤的主要原因

2004年 疾病或损伤	占全球失能调整 生命年的比例（%）	排名	排名	占全球失能调整 生命年的比例（%）	2030年 疾病或损伤
下呼吸道感染	6.2	1	1	6.2	单相抑郁障碍
痢疾相关疾病	4.8	2	2	5.5	缺血性心脏病
单相抑郁障碍	4.3	3	3	4.9	道路交通事故
缺血性心脏病	4.1	4	4	4.3	脑血管疾病
艾滋病	3.8	5	5	3.8	慢性阻塞性肺病
脑血管疾病	3.1	6	6	3.2	下呼吸道感染
早产和出生体重低	2.9	7	7	2.9	听觉丧失，成年发病
新生儿窒息和产伤	2.7	8	8	2.7	屈光不正
道路交通事故	2.7	9	9	2.5	艾滋病
新生儿感染和其他	2.7	10	10	2.3	糖尿病
慢性阻塞性肺病	2.0	13	11	1.9	新生儿感染和其他
屈光不正	1.8	14	12	1.9	新生儿窒息和产伤
听觉丧失，成年发病	1.8	15	15	1.9	早产和出生体重低
糖尿病	1.3	19	18	1.6	痢疾相关疾病

化。人类认识自身的过程绝非一蹴而就，从古至今我们对抑郁
症的探索与斗争，也反映了社会、思想、科学、文化的发展与
变迁。

　　精神疾病就像一面映照现实与社会问题的棱镜，每一幅映像
都具有鲜明的时代特征。人类也将在探索内心和世界的路上继续
前行。

抑郁了，我只能休学或辞职吗？

"脑子好木，上班好烦，早起简直要了我的命，身体快散架了。"去医院看病，医生诊断这是职场抑郁症，开出的处方是辞职。

长假后你一直无法进入工作状态，心烦意乱，还时不时地有人指责你："放了那么多天假还不够啊？你怎么那么懒？"但很少有人知道，这种情况根本不是一个简单的"懒"字就能概括的，而是一种适应性障碍。

心理学家认为，假期后的抑郁属于适应性障碍的一种。当工作繁重、要求过高、压力重重的时候，很容易诱发这种适应性障碍，并伴有生理和心理上的多种症状，比如失眠、焦虑、持续性困倦、提不起精神，甚至头痛和呕吐。但从外在表现上看，这种问题确实很容易被简单地定义成"懒"。

这种"懒"本质上是因为"启动性差",打算做一件事情的时候要花很长时间才能开始,比如从床上起身去收拾东西,要花几分钟甚至十几分钟才能行动起来。

区别真正的懒和启动性差,主要看是否有"激发获益"。如果你在主观上非常希望自己能积极起来,但能量却消耗在对抗低落的心境上,就属于启动性差,这种情况是没有激发获益的。感觉就像是:"我知道我能去做,但就是没法动起来","我好像没电了,动弹不了"。而如果你寄希望于别人来处理你本该做的事情,就属于真正的懒,你是因为激发获益才"故意偷懒"的。

大脑中的多巴胺与启动性相关,如果多巴胺不足,启动的速度就会变慢。身体好比一台电脑主机,如果开机速度慢,就说明机器的某一部分出了问题。

对刚切换到工作状态的人来说,这种启动性差的问题会被加倍放大,重新进入工作状态需要花费更多的能量,也就更容易被误认为"懒"。

维特效应

中国健康教育中心主导的"沟通·理解·关爱——促进职业人群精神健康项目"调查显示,我国有超过50%的上班族处于职场抑郁状态,剩余劳动时间后的维特效应更是加剧了职场人的抑郁状况。

1774年，德国作家歌德发表了小说《少年维特之烦恼》，并引起了极大的轰动。歌德因此在欧洲声名大噪，也引发了诸多模仿维特自杀的事件，以至于好几个国家将《少年维特之烦恼》列为禁书。

2019年5月，世界卫生组织正式将职业倦怠纳入"职业现象"范畴。这是多年来该组织听取民意、了解情况，并且努力寻找应对措施的结果。全球知名的盖洛普民意测验针对大约7 500名全职工作人员的研究发现，约23%的人经常处于"倦怠状态"，约44%的人"有时"会处于"倦怠状态"。

中国健康教育中心的调查显示，随着时间的推移，调查对象的自评抑郁得分呈递增趋势。媒体报道对职场群体的心理产生了微妙的影响，比如对负面情绪甚至自杀的报道越多，就越容易激起类似人群的心理共鸣，从而引发维特效应。

在如今社交媒体发达的大环境下，大量的渲染对一些本就郁闷的人具有强大的暗示性和诱导性。在人们共同怀有某一种负面情绪，却缺乏应对手段和宣泄渠道的情况下，如果有个体选择了一种发泄方式，其他人就会倾向于模仿他。

假期结束后，社交媒体充斥着人们对假期的恋恋不舍之情和对工作的排斥厌恶之感，这加剧了让职场人陷入焦虑的维特效应，甚至造成了负面情绪方面的攀比：假期后表现得越郁闷，吐槽得越厉害，就表明假期里过得越开心，玩得越高兴。

这是一种贯穿人类发展历史的社会认同原理，当内心痛苦的人看到其他内心痛苦的人采取了一种缓解痛苦的方法时，哪怕它很极端，他们也会倾向于认同这种手段，虽然会以吐槽的方式，且伴有消极情绪的爆发。

休假回来的典型症状包括食欲不振、身心疲惫、四肢酸痛、头昏脑涨、浑身乏力、无心工作……都市上班族还没有从假期的快乐中走出来，就要"被迫营业"，迎接工作压力。不但心理上没有做好准备，身体也在放松与紧绷这两种截然相反的状态中苦苦挣扎。

为什么一个假期过去，我们的身体反而感到更疲惫了呢？这要从假期的功能性说起。

假期从诞生的那一刻起，就承担着在工作压力和生活放松之间缓冲的职能。它是工作和生活之间的良性调和剂，但前提是充分休息，精力得以恢复。

可是，长假虽然名义上是假期，却无法达成这样的目标。今时今日，长假已成为一个社交修罗场，随份子、走亲访友、处理平时顾不上的家庭事务……忙碌的状态让我们的身体像一根被过度挤压的弹簧一直紧绷着，缺乏休息和恢复，节后的状态如何也就可想而知了。

长假非但没让我们从工作负荷中解脱出来，还由于一些不得已的因素，导致我们在假期里产生了消极情绪，这也是对我们节后的工作状态产生负面影响，甚至使我们陷入抑郁的重要原因之一。而且，现代科技的发展让在家工作的"软性加班"变得更加普遍，曾经的"八小时工作制"已经名存实亡。

为什么现在越来越多的人失眠、焦虑、精神衰弱乃至患上抑郁症、躁郁症呢？精神需要张弛有度，需要放松，这是劳动力的再生产过程。吃饭、睡觉、娱乐甚至发呆，都是为了"再生产"劳动力。然而，即时通信设备频繁打断了劳动力的再生产过程，让职场人长期处于精神紧张的状态，而第二天还要继续支出劳动力，这样就形成了一种恶性循环。

用哲学家马尔库塞的话说，"人的身心都成了异化劳动的工具。"在马克思生活的时代，异化对劳动者的影响主要是肉体上的痛苦（比如物质生活的贫困和高强度的体力劳动等）；而如今，异化对劳动者的影响主要是心理上的折磨和精神上的痛苦。

从生物属性来说，人的生存目标是追求愉悦感，工作则是追求愉悦感的手段之一。职场人士感到度日如年，情绪低落，是因为多巴胺的分泌减少，致使大脑中的奖赏回路被弱化，失去了自动赋予工作意义的能力。

缓解职场抑郁的小贴士

积极心理学之父、美国心理学会主席马丁·塞利格曼指出，5个积极的心理习惯可以有效帮助职场人士缓解抑郁情绪：

1.写一封电子邮件，赞美一个你认识的人。

2.写下三件你感激的事。

3.花两分钟记录一段积极的经历。

4.做30分钟有氧运动。

5.冥想两分钟。

此外，还有一些来自患者的建议。比如，英国作家马特·海格根据自身的治病经验，给出了关于"应该如何生活"的建议：

1. 快乐出现的时候，要享受快乐。

2. 细嚼慢咽，不要狼吞虎咽。

3. 过去的一切你都无法改变，这是基本的物理学原理。

4. 库尔特·冯内古特说得对："阅读和写作是迄今为止人类发现的最有营养的冥想形式。"

5. 多倾听，少说话。

6. 感觉自己的呼吸。

7. 无所事事的时候不要有罪恶感，也许工作比无所事事对世界的危害更大。但你可以去完善你的无所事事，让它变得可觉知。

8. 不论在任何地点、任何时刻，都要试着去发现美。美无处不在：一张面孔、一句诗词、窗外的云、涂鸦画、风力田……美可以净化思想。

9. 出去跑步，做做瑜伽。

10. 要认识到想法只是想法。如果感觉想法不合理，就跟它理论，即使你已找不出道理。你是你的头脑的观察者，而非受害者。

11. 不要漫无目的地看电视，不要漫无目的地上社交网站。要清醒地意识到你正在做什么，以及为什么而做。别不重视电视，你要重视它，这样你才会少看，无节制的娱乐将导致你的注意力分散。

12. 不要杞人忧天。

13. 当心你现在身处的地方和你想去的地方之间的缝隙。只是想一想，那个缝隙就会扩大，你就有可能掉进去。

14. 阅读一本书，别想着必须读完它，读就可以了。享受书中的每个字词、每个句子、每个段落，别期待它完结或永不完结。

15. 听一听哈姆雷特——文学作品中最著名的抑郁症患者——对罗森克兰茨和吉尔登斯特恩说的话："世上之事物本无善恶之分，思想使然。"

16. 允许他人爱你，并相信这份爱。为他们活下去，即使你觉得毫无意义。

17. 你不需要整个世界理解你。没关系，有些人永远不会真的理解他们没经历过的事情，但有些人会理解，要对理解你的人心怀感激。

18. 儒勒·凡尔纳说，"无限的生命"是像海一样浩瀚的爱与情感世界。如果我们沉浸其中，就将找到无限，以及活下来所需要的空间。

19. 不要在凌晨三点试图厘清人生。

20. 记住，你一点儿也不怪异。你是人，你的一切行为、感觉都是符合自然律的，因为你是自然界的一部分。你生活在这个世界上，这个世界活在你心中，一切都联结在一起。

21. 不要相信什么好坏、输赢、胜负、高潮和低谷。在你的最低处和最高处，无论你快乐还是绝望，平静还是愤怒，都有一个最核心的"你"始终不变，这个"你"才是最重要的。

22. 别担心因绝望而失去的时间。走过绝望，你的时间价值将会翻倍。

23. 读艾米莉·狄金森，读格雷厄姆·格林，读伊塔洛·卡尔维诺，读玛雅·安吉罗……读一切你想读的。书是可能性，是逃跑路线。当你没有选择时，它会给你机会。对流离失所的头脑来说，每一本书都是一座家园。

24. 在阳光灿烂的日子，能待在户外就待在户外。

25. 当你感觉忙得没时间休息时，这就是你最需要休息的时候。

抑郁了，我能休学或辞职吗？

在抑郁研究所的社群和所长任有病的B站视频留言里，很多人都想过休学或辞职，无论是因为压力过大想逃避，还是因为单纯地不想和人产生关系，休学或辞职已经成为我们解决困难时的一种本能选择。

不仅是抑郁症病友会出现这种想法，在今年疫情的大背景下，很多健康人群也面临着学业和工作的振荡。这种外在的环境因素无疑对本身敏感脆弱的抑郁症病友更容易产生影响。休学或辞职虽简单，但这种几乎本能的想法不仅扰乱了我们本来正常的人生轨迹，更在很大程度上阻碍了病情的好转。

是否休学或辞职，应该从我们自身的病情考虑，疾病的严重程度是最重要的判定因素。抛开疾病的严重程度谈休学或辞职，都是对病情、对自己、对未来不负责任的表现。

一般来讲，可以根据以下两种疾病状态来判断在现阶段休学或辞职是否合适。如果是轻中度抑郁，你可能会有失眠或嗜睡等睡眠障碍，以及身体疲惫、缺乏精力、肠胃不适、头晕、头痛等常见的躯体化反应。这种情况下我们可以偶尔放松一下，远离学业或者工作的压力，比如给自己放一个小假休息一段时间。但这个时间一般不能超过三个月，如果超过三个月甚至达到半年之久，那就不是一次短暂的放松，而是在逃避。

如果是重度抑郁，你是没办法继续完成正常的学业和工作的，尤其是已经出现了一些木僵（身体僵住不能动）、妄想、幻觉的时候，不仅无法正常上学和工作，甚至还会出现一些伤害自己或他人的危险想法。所以一旦确诊是重度抑郁，我们最需要做的是告诉家人，让他们帮自己做好保护，或者直接住院治疗，控制住病情，确保病情不会进一步恶化。

那些因抑郁症休学或辞职的人，后来怎么样了？

很多病友都曾陷入一个误区："休学或辞职了，抑郁症就能好。"很显然，这样绝对的说法是不正确的。抑郁症的发病原因并不完全相同，如果恰好是因为学业或工作导致的抑郁，那么休学或辞职有可能让病情得到缓解。但如果是其他原因造成的抑郁，盲目休学或辞职就不会有明显的效果。对于后一种情况，其实更加需要保持正常的社交行为，因为正常工作和学习本身就是一种行之有效的康复方法。

有一位病友在知乎上分享了自己抑郁后退学的经历，"更加封闭"的环境和强烈的"戒断反应"让他的病情没有任何好转。

人类天生是具有社交互动需求的，这份从婴幼儿时期就刻在骨子里的社交渴望会在我们成年后，继续促使我们进行正常的社交行为来确保心理健康。在这个过程中，我们会产生很多诸如被理解、被照顾、被关怀的感觉，这些体验越多，越有利于保持心理健康。对病友来说，就会越有利于康复。

如果我们总是自我封闭，因为抑郁症而长期休学或辞职，只会让我们越来越不愿意和他人交流、沟通，进而失去认同感和成就感。长期不上学或不上班会让我们在潜意识里把自己的现状看成是羞耻、失败和无助的象征。

正常的工作和学习过程其实可以帮助我们不断进行心理复健活动。它就像一个水池，抑郁症不断地从这个水池中抽水，想抽干我们的能量，但人与人之间产生互动的时候，例如社交和学习，以及被理解、被关怀、被支持，相当于在给我们补充能量。如果把补充能量的"进水口"堵住了，当然不利于病情的长期康复。

每天把自己关在小黑屋里面，越封闭自己，就越无法回归到正常的社会中，产生"我现在就是很差"，"我就是不如别人"，所以"才不能上学，不能工作"这类想法。时间久了，就会陷入恶性循环，更难以摆脱之前想休学和辞职的状态。

丢掉"患者"的心理预设才能做出理智、正确的判断

抑郁研究所社群的病友们经常说，因为不愿意跟人打交道，所以研究生毕业之后就决定去做保安或者保洁。也有病友说工作一段时间之后因为不擅长跟领导打交道，所以只能辞职，决定去做坟场的守夜人或者美院的裸模这种不用说话的工作。

我们可以选择任何职业，所有工作都应该被尊重，但我们要

清楚地了解到底是自己内心做的决定，还是被抑郁的思维支配去做的。如果选择这个职业是为了逃避，或为了让自己感觉舒服，那么就是抑郁思维在主导你做决定。一旦按照这个决定去做了，其实就是让抑郁症得逞。

在错误的认知指导下，只会做出错误的决定。我们正处在一种由抑郁标签支配的状态，觉得自己是个"糟糕的患者"，表面看起来是学业和职业的问题，其实是抑郁思维主导的状态造成了自卑。它让我们觉得："我这个也做不好，那个也做不好，我就是个废物。"我们自我批评的声音越嘈杂、越强烈，我们就越会觉得自己什么都做不好，到最后连本可以继续的学业和职业都想放弃。所以我们要面对的其实从来都不是到底休不休学、辞不辞职，而是如何对待抑郁所带来的自我批评。

一旦我们开始进行自我批评，觉得"我不行"，你就要提醒自己掩盖这个声音，告诉自己："我已经在尽我最大的努力做这件事了，我今天虽然做得不够好，但是明天还可以继续努力，未来可以学习很多技能。"

抑郁症患者的职业天花板如何突破？

很多病友在社群中都说过：

> "都怪抑郁症，我都没有办法和领导好好打交道。"

"都怪抑郁症，我没办法再好好教书，再深造。"

"都怪抑郁症，我没有办法再去好好服务客户，连销售都做不了。"

这其实是典型的单因素归因状态。无论是当老师还是销售，都不是仅受抑郁症控制和支配的，还需要很多其他的技巧，比如人际交往的技巧、专业学识的积累。

对我们来说，比找到合适的工作更重要的是：无论从事什么职业，都不要聚焦在"抑郁症患者"这个标签上，就好像我们从来不会说：

"身高一米五的人适合做什么工作？"

"东北人适合什么工作？"

当我们被一个标签局限的时候，这个标签就成为我们给自己设定的天花板。只一味地根据自己的身高、年龄、抑郁症来挑选工作，本身就是对职业生涯不负责任的表现。

此外，如果你有一些问题一直想不通，就应及时向专业人士求助，比如心理咨询师、职业生涯规划发展师、有管理经验的职场前辈等。他们会用更丰富的经验帮助我们客观、科学地看待目前所应对的问题。

所以，休学和辞职从来只是方式，不是目的，我们的最终目标是早日康复。别有太多的心理负担，即使休学或辞职，也丝毫不妨碍我们对痊愈抱有期待。

　　抑郁总会康复，未来注定可期。

创业致抑郁？

　　李女士作为95后创业者，总被投资人质疑"选择机会太多，成功率低，退出率高"。当投资人随口问她"有男朋友吗？"时，若她回答没有，就意味着不确定性大，事业流动率高；若她回答有，则意味着成功动力疲软，有潜在的婚育风险。几轮交锋下来，她恨不得把"已婚丧偶，不孕不育"写到个人简介里。

　　平日里哪怕是受了委屈，也要等到最后一个同事下班走进电梯后，李女士才敢哭出来，哭完还得去楼下健身房跑步。

　　教练问她眼睛怎么那么红，李女士赶紧解释："没什么，最近吃辣有点儿过敏。"跑完5千米，李女士迅速化好妆，换上正装，奔赴饭局。"不敢生病，我可以垮，但公司不能垮。"

凭借对高端茶市场的热爱和认知，柳先生成为这一实业赛道中的典范。想当年他作为全村的希望考入一所首都高校，大二创业挣到了人生的第一桶金。毕业后娶了同届校花，生了两个孩子，买了几套房子。

但一个月前，他发现妻子瞒着他做投资亏损了3 500万元，账上只剩下了100万元。现在的他睁眼闭眼想的都是几百号员工的工资还够发几个月；房产一旦被抵押，老婆和孩子就没有别墅住了；公司的正向现金流能否撑到上市。外面一片红海，心里一片苦海，半夜常常从被人追债的噩梦中惊醒。

肖先生入伙了大学好友的同志社交项目，虽然看好这个赛道，但毕竟是新领域，不得不通宵达旦地泡在公司。为了深入用户路径，他每周还要至少与一个用户约会。

但电商的"猜你喜欢"频道越发频繁地给他推送猛男变装系列产品，女友发现后怀疑自己感情受骗，半个月内跟他吵了3次架。在业务数据波动和女友怀疑情绪的刺激下，肖先生不得不每天把褪黑素和圣约翰草当维生素吃，却还是很难进入深度睡眠。

北京市朝阳区的王先生表示："我现在看动作电影都兴奋不起来，只有50倍杠杆才能给我快感。"

到了周末，王先生会独自一人面对着空荡荡的办公室，伴着《爱乐之城》看着股市大盘。毕竟除了办公室，他也不知道该去哪儿。

手捻佛珠，伴着《大悲咒》的环绕立体声音响，了凡叹了口气："女人、跑车、游艇、极限运动……什么玩法都试过了，这世上真没什么有意思的了。"

公司虽然成了独角兽，但只要一关上门，了凡整个人就像泄了气的皮球。吃百忧解已经成了和手抄佛经、礼佛奉香一样的晨起仪式。

"我去庙里禅修，是想去看看那些出世的僧人们都是怎么看破红尘的。结果同吃同住了三个月，才发现他们就是因为不能排解困扰，才躲进了庙里。"

"被收购后，我这一生好像也结束了。除了创业，我已经没有剩余能量去做任何事了，别说和人建立关系了，连养宠物和植物的精力都没有。大隐隐于世啊，静安区太闹腾了，我现在住酒店就图个清静。"

"闭关快5个月了，还没找到出关的理由。哎，商场上的事就交给职业经理人团队去打理吧。"

加州大学伯克利分校的研究数据显示，创业者发生心理疾病的概率显著高于普通人。

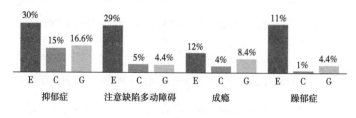

创业者（E），对照组（C），一般人群（G）

精神疾病的终身患病率

选择创业，就意味着要殚精竭虑地同一切不确定性做斗争。竞品、企业政府关系、公共关系、市场、业务、团队、增长数据、商业变现……各种问题错综复杂，创业的过程已不只是创业者与投资人、竞争对手的博弈，更是与自己的脆弱、焦虑、抑郁做斗争。

为什么创业者罹患心理疾病的概率显著高于普通人？创业和心理疾病之间存在怎样的相关性呢？

需要阐明的是，创业和抑郁症之间并无因果关系。创业失败和情感受挫、考学失利等一样，都只是抑郁症的一个导火线，而不是根本原因。从本质上说，一个人是否患上抑郁症，判定标准只有两个：症状和病因。也就是说，当你去医院就诊时，医生只会询问你的感觉和状态，而不会去探究你的职业属性。

从病因学的角度看，我们一般认为抑郁症是由生物、心理、社会这三种因素共同导致的。生物因素是指遗传、神经递质、脑区病变等各项生物性指标。

在心理因素层面，创业者易患抑郁症，这主要和创业者的个人特质有关。第一，创业者本身的成就动机可能很强，渴望做出成绩，随之而来的就是很强的焦虑感，而焦虑与抑郁是高度相关的。第二，创业者属于高敏感人格定位，大多是蒲公英-兰花理论中的"兰花型人格"，在不适宜的环境因素影响下，比普通人更容易出现不健康的精神症状。蒲公英-兰花理论认为，蒲公英人格对环境条件不敏感，在哪里都能顽强地生根发芽，但开出的花朵并不夺目；而兰花型人格对环境条件很敏感，在恶劣的环境中容易发生精神疾病，但在适宜的环境条件下则会表现得很优秀。

在社会因素层面，创业者长期处于高压环境中，当遭遇应激性事件时，更容易发生心理疾病。

经营一个企业会让人压力倍增，也会让情绪上下起伏。而初创企业往往更容易遭遇失败，根据哈佛大学商学院的席卡·郭什的调查，美国风险投资的创业企业中有3/4最后都失败了。郭什还发现，超过95%的创业企业达不到预期目标。

创业者一边艰难地给员工发放工资，一边扮演多种角色，还要面对诸多挫折，比如客户流失、与合作伙伴发生纠纷、竞争越来越激烈、员工关系问题等。研究创业心理健康的精神病学家和前创业者迈克尔·A.弗里曼说："创业之路让人伤痕累累。"

而且，创业者常常不注意身体健康，导致心理健康更难恢复，心理问题更加糟糕。这些人往往吃得太多或者太少，睡眠不足，缺乏体育锻炼。"你进入了恶性的创业模式：强迫自己，虐待自己的身体，"弗里曼说，"这会导致你的情绪更加脆弱。"

对创业者而言，抑郁症可能会致使他们失去三个属性。第一，抑郁症会对人造成认知损害。若不加以治疗，患者的注意力、抽象概括能力、反应时长、学习能力和语言流畅度都可能会遭受不同程度的不可逆损害，并且足以让人丧失"创业者"的属性。当一名创业者患上抑郁症后，他在工作上的直观表现为情绪不稳定、决策能力下降、判断力受损。

第二，抑郁症患者大部分时间都无法拥有"快乐"这种情感体验。创业者除了职业身份外，首先是一个人。一旦患上抑郁症，除了感受不到快乐，他还会出现精力减退、躯体障碍等症状。他不仅无法再专注于工作，就连打理自己、整理环境也变得很困难。躯体障碍有不同的表现，有的人是腰酸背痛，有的人是睡眠障碍，有的人是间歇性耳鸣。而兴趣减退的症状则会影响他们正常的社交、沟通和学习，致使其社会功能受损甚至完全丧失。

第三，也是最重要的一点是，抑郁症可能会剥夺创业者作为"生命体"的属性，让他们走向自杀这一令人痛心的结局。世界卫生组织在2014年发布的数据显示，一般人群的自杀率为每10万人中有10.7人，而抑郁障碍患者的自杀率显著高于普通人群，约有1/5的抑郁障碍患者会以自杀的方式结束生命。

此外，抑郁症影响的不只是创业者自身，还会影响他的员工、资方，乃至整个公司。这种影响主要是通过一种隐性的氛围和方式来施加的，抑郁情绪具有传染性，一位抑郁的创业者很可能在无形中制造出一种压力氛围，员工在这种氛围中工作，身心都容易受到负面影响。

从精神分析的角度看，如果创业者本身对于创业这件事投入得很深，那么潜意识中他也很可能攻击自己的公司，最终变成一种公司运作的破坏力。

那么，创业者该如何避免患上抑郁症呢？

第一，培养一个与公司无关的身份，减少对于事业的自我卷入程度。

自我价值实现和资本净值增值是完全不同的两件事。创业者要意识到自己是一个独立的个体，创业只是一项可迁移的事业选择。创业者要以自我同一性发展为动力，认清自己是谁，内心真正渴望的东西有哪些，从而设立明确的价值取向规则，以减少迷茫、空虚和无方向感。

创业者要通过认知调节、转移注意力、情绪释放等方法，减少负面的自我认知与自我体验，不要被动地等待抑郁症来吞噬你。

第二，直面问题，寻求外部支持。

创业者要学会寻求帮助，尝试定期做企业战略咨询，暴露并解决问题，避免自罪自责的恶性循环。创业者要向有创业经历的行业前辈学习，寻找能给自己切实帮助的经验和指导，无论是业务问题还是情绪问题。

第三，控制风险性，降低焦虑感。

创业者要在个人资产的可支配资金里设定一个投资限额，以控制自己的财务风险。创业者通常认为只要资金能勉强应付风险就可以了，但最后的结果往往是，不仅自己的银行账户入不敷出，心理压力也会骤增。

第四，构建价值支持体系，避免空心病。

创业者要允许自己脆弱，坦诚地面对自己的感受。不要隐藏情绪，即使是在办公室里，这对创业者来说是一种非常强大的能力。创业者要尝试建立深度信任关系，留给家庭和朋友一些时间，不要让工作挤占与所爱之人交流的时间。

第五，建立多种情绪疏导渠道。

创业者要多运动，培养多种爱好。不把对生活的期盼和希望寄托于外界，而要学会爱自己，不能只靠外界的正向反馈活着。

第六，从生活习惯方面降低抑郁症的发生概率。

创业者要少喝咖啡，少饮酒，减少会刺激脑神经的食物摄取量。有氧运动、健康饮食和充足睡眠对缓解情绪、放松身心都很有帮助，正念冥想可以让人专注当下的感觉，觉察自己的真实情绪。

青少年抑郁症

"小孩屁股三把火，不怕冷。"我永远忘不了我妈带着轻蔑戏谑的讥笑，没收了我在幼儿园回家路上表达寒冷的权利。在大人定义的规则里："小孩子没有腰""小孩不作数"……在懵懵懂懂的孩子眼中，自己的腰肢还未发育完全，就已经被家长宣判"失踪"。小朋友在人格形成的过程中，还没来得及发育出足够与世间的恶意抗衡的力量，他们的个体意志就已经在家长的谈笑中被泯灭。

新浪微博医疗榜上排名第二的"抑郁症"超话，拥有阅读量10.9亿、帖子24.9万、粉丝10.9万。值得关注的是，这其中有相当一部分人未满18岁。超话里充斥着诊断单、处方单、痛苦、愤怒和木然，疾病让他们在这里不断拷问生死。

童话故事说，神将世界一分为二，分给孩子的是脆弱、天真和快乐的那一半。但现实是，痛苦不只属于成年人。2014年世界卫生组织的一份报告显示，在全球范围内，15~19岁青少年的第三大死因是自杀，抑郁症是青少年患病和残疾的主要原因之一。精神卫生疾患占全球10~19岁人群疾病和损伤负担的16%，所有精神卫生疾患中有半数始发于14岁。

《全球疾病负担》研究显示，中国10~24岁人群的抑郁症发病率在2005—2015年显著增加，其中女性发病率高于男性，且发病率随着年龄的增加而上升。中学生中度抑郁症的检出率为23.7%~54.4%，重度抑郁症的检出率为3.3%~9.68%。

但大多数病例都没有被发现，也没有得到治疗。青少年抑郁症是一个藏在微博超话里的秘密，揭露出了一个紧迫、严肃的公共话题。

北京大学第六医院院长陆林在一篇文章里写道："从生理上看，青少年正在经历青春期发育，体内的激素水平变化很大，情绪的变化也较大。而且，青少年要经历人生中的多个重大抉择和转折，由此带来的情绪波动和不适应心理，都容易诱发抑郁症。"

青少年抑郁症主要源于三个方面：

1.自身成长。青春期是自我同一性的形成时期，具有情绪不稳定、敏感等特点。这使得青少年容易在自我认知、情感认知、社会认知上产生混乱，造成心理压力，引发心理问题。

2.压力诱发。大多数青少年在面对学业这一长期压力性事件时，容易产生应激反应。如果应激反应不能得到良性疏解，就会形成负面思维，人就容易以偏概全和钻牛角尖。举一个简单的例子，有些学生在家长、学校的观念灌输下，认为学习是人生成功的唯一途径，一场发挥得不够好的考试，就足以把他们推入抑郁的深渊。

3.周边环境。青少年正处于社会化发展的关键期，依赖性与独立性共存。在这个阶段，环境对他们的影响巨大。然而，当下离异家庭、不和谐家庭数量不断增加，在某种程度上也是青少年抑郁症发病率上升的原因之一。

有报道称，童年时期经历过负面遭遇的人，患抑郁症的概率比其他人高出4倍。小时候遭受情感折磨、身体折磨、性侵犯，或长期处于家庭暴力之下，都会为青少年和成年后患上抑郁症埋下种子。

"你得抑郁症也是由于家庭原因吗？"，这几乎成了病友们相互询问病因的固定开场白。

那些遭受家庭暴力的青少年，因为内心的恐惧不安和低自尊，往往需要花更长的时间来处理情感冲突，也很难释放自己的压力，长此以往就容易患上抑郁症。

在抑郁研究所的95后患者群里，我们痛心地发现，因家庭而患病的孩子，连吃药的决定权也大多都掌握在父母手中。

疾病教育的缺失演变成变本加厉的打骂，罔顾病情的漠然，迷信偏方而拒绝求医问药……当家庭变成一口深井，当最信任的亲人变成施暴者，青少年就很可能会跌入抑郁症的深渊。

校园暴力

2018年，联合国儿童基金会发布报告称，在全世界范围内，13~15岁的学生中有50%的人经历过校园暴力。有研究表明，相比其他同龄人，校园暴力受害者患抑郁症、双相情感障碍等情感障碍类疾病的风险更高，罹患进食障碍乃至精神分裂症的风险也更高。

即使是沉默的旁观者，也会因为目睹校园暴力而更有可能吸毒、焦虑和抑郁。

近年来，校园暴力事件频发，校园暴力不只是一个人对另一个人的欺侮，更反映了相关方的不作为，尤其是家庭和社会对青少年成长环境的重视不足。

所以，我们要做的不应只是递给他们一纸诊断书和一把药片。当我们看见了暴力事件的发生，即使无法从根源上清除它，也至少要在力所能及的范围内，不做沉默的旁观者。

如果家长发现孩子情绪异常，该怎么办？

首先，带孩子就医，诊断孩子的病情，再做下一步判断。根据伤害的不同，诊断书可以分为两种：生理上的和精神上的。即使只是软组织挫伤或者眩晕、呕吐，也需要一份专业医疗机构出具的诊断书。精神上的损伤则更要重视，建议家长直接带孩子去精神专科医院挂号。

其次，帮助孩子做一份笔录。如果只是转述孩子的话，老师可能会觉得这不过是同学之间闹着玩儿。但如果家长把孩子的叙述打印出来，由孩子签名之后，形成一份正式的笔录，它的分量和作用就完全不一样了。需要注意的是，笔录至少要一式两份。

父母在询问孩子和做笔录的过程中，要注意细节，比如时间、地点、被打的经过、谁先动手、施暴者、其他受害者、还没还手、有没有人使用武器、有没有老师或者同学围观等。此外，还要问问施暴者有没有触碰孩子的隐私部位，如果有，就要考虑性骚扰的可能性。

最后，带上诊断书和笔录约见老师。见老师的时候，家长一定要保持冷静。如果老师还不了解情况，就先别提孩子受欺负的事，可以从讨论学习情况开始。之后，再给老师看笔录和诊断书，最后请老师约谈对方家长共同解决。

女性特色抑郁

我们在前文说过，根据世界卫生组织2017年的统计数据，全球抑郁症发病率约为4.4%，女性发病率（5.1%）高于男性（3.6%）。而且，不同地区的发病率也存在差异，其中非洲女性发病率最高，达到5.9%。

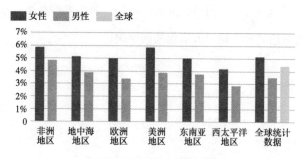

世界卫生组织公布的抑郁症发病率

此外，抑郁症发病率也会随年龄的增长而变化，55~74岁女性的发病率（7.5%）高于同年龄段的男性（5.5%）。

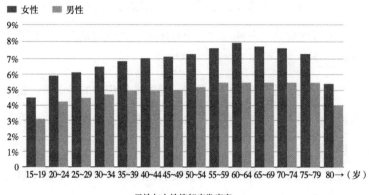

男性与女性抑郁症发病率

美国的一项流行病学调查显示，女性抑郁症的终身发病率是男性的2.1倍，而且越是发达地区，抑郁症发病率的性别差异就越明显。

相比男性，女性抑郁症的发病时间可能更早，持续时间更长，更容易复发，与压力性生活事件的相关性更强，对季节变化也更敏感。

我们的社会有时会给女性强加一些条件：不生孩子不是完整的女人，不化妆不是完整的女人，切除乳房或子宫的女人不是完整的女人……社会对女性的角色期待禁锢了女性生存发展的权利。

上野千鹤子在她的著作《厌女》中提到："生而为女人，我们为什么那么愤怒——把女人塑造成圣女，歌颂女人作为母亲、作为姐妹、作为善意者的伟大和牺牲，正是厌女症的另一面。当一个女人被塑造成圣女，享受了人们的眼泪和心痛时，她的牺牲就成为理所应当。与此对应，不肯做同样牺牲的女人就会被绑上耻辱柱。"

她们是"她经济"的消费者、是产业组织中的劳动者、是贤惠得体的妻子、是孝顺双亲的女儿……唯独不是她自己。女性与其说是一个自然性别，不如说是由男性创造出的"第二性"。所谓的"女性特质"都是为了男性社会而规划出来的。在这个过程中，女性被破坏的不只是性别平等，还有人的基本需求。精致的妆容搭配华服才算得体，"化妆自由"是不存在的。卸妆后极其不自信的抑郁患者说，每天出门前的"画皮"仪式让她们觉得枯燥又疲惫。

就像契科夫的小说《装在套子里的人》那样，她们每天用微笑撑起社会人格，去扮演朋友圈里经营的人设，仿佛骗得过别人，就能骗过自己，不知不觉被正能量绑架，丧失了表达脆弱的权利。为什么我们要为不美而羞愧？一个性别观不健康的社会让女性相信，相比于其他各个方面的提升，外貌是首先必须"努力提升"的领域。商品经济成功篡夺了舆论话语权，"整形模板"的流行直接站在了多元化审美的对立面，通过打压制造焦虑，将女孩们原本各具千秋的脸蛋儿标为70分、65分……为了符合主流舆论的"幼白瘦"审美，女孩们化妆、健身、做医美，不知不觉撑起了"她经济"的红海市场。如果说"美"源于视觉经验下对安全感的心理需求，是DNA序列的健康生物特性，是生生不息的感染力，那么当下商品经济所包装的"美"的概念可谓与之背道而驰。

"广告偷走了她对自我的钟爱，再以商品为代价，把这爱回馈给她。"女性消费者的主体身份不知不觉被异化，仿佛琳琅满目的商品橱窗模特儿，成为景观社会被凝视的一部分。当代女性的运维成本撑起了经济的一片繁荣：眼霜、颈霜应是SK-II、鱼子酱，水光针要菲洛嘉，热玛吉、超声刀都得选美版，每天刷新共享衣物租赁平台，才能捍卫时尚丽人的地位。物化女性的外貌和身体，可以说是整个时尚、美妆、医美行业的底层基础。女性的自尊水平没有因为变美的手段更多而提升，反而更加低了。

在我接触的病友中，年轻女性常因为不符合所谓的主流审美而感到自卑，以至于不敢追求爱情。

"好女不过百"的言论让越来越多的女孩过度追求骨感，甚至对进食行为感到耻辱，在外吃饭都不敢吃一整碗，最终导致饮食失调，反复在神经性贪食和神经性厌食的抠吐中恶性循环。

安全感和自信心的缺失，近年来催生了许多女性整形依赖症患者。整形被医美机构包装成对抗焦虑的手段，甚至成为事业成功、感情顺利的解决方案。

整形依赖症患者眼中的世界是不真实的，所以她们的行为也是没有坐标感的，夸张的妆扮或对面部的重塑是她们试图重建"自信"的手段。

这也导致越来越多的女性陷入躯体变形障碍的泥沼。躯体变形障碍是指外表并不存在缺陷或仅有轻微缺陷，而患者却想象自己外表有缺陷或将轻微缺陷夸大，由此造成内心痛苦的心理病症。

在现实感缺失的人眼中，世界并不是它本来的样子。就像眼睛是心灵的窗户，而心灵则是我们映照这个世界的镜子，当镜子变成哈哈镜的时候，我们看到与感受到的世界都是扭曲的。

女性面临的种种困境

2019年3月初，智联招聘与联合国妇女署共同发布了《2019中国女性职场现状调查报告》，透过数据我们能看到职场女性遭遇的不公平问题。2019年，男女职员的平均薪酬依然存在23%的差距；在高层管理人员中，男性占比高达81.3%，女性仅占18.7%。

全国妇联妇女研究所曾发布报告称，全国 86.6% 的女大学生受到一种或多种就业歧视。同样加班，同样拼命，同样的业绩，但在升职加薪时，女性往往得不到同样的待遇。而来自家人、朋友、同学、邻里甚至丈夫的言论，都出奇地一致："带好孩子、做好家务就够了，嫁得好比什么都强。"

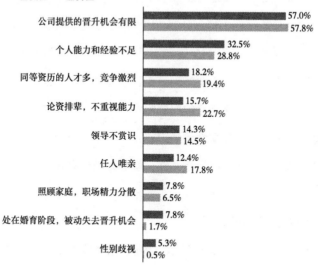

职场晋升障碍归因（女性 vs 男性）

数据来源：基于智联招聘2019年女性职场现状调研

在职场环境里，默认为家庭做出牺牲的往往是女性角色，但这种"约定俗成"的规矩有时并不是女性自己主动选择的。社会对于女性成功标准的定义更低，都认为"不靠老公养已经很独立了"，"找个人嫁了就解决所有问题了"。社会对女性没有那么高的期许，并默认把女性当作男性的依附。但同时还要求女性要"独立""自主""不拖家庭的后腿"。这既无视了女性自由发展的权利，也剥夺了她们的选择。对事业成功的女性来说，"如何平衡事业和家庭？"似乎成了一道必答题。当张泉灵在一档节目上被问及这一问题时，她立刻摆明了自己的态度："我要明确告诉你，这个问题本身就是对女性的偏见。"

她紧接着反问主持人："你为什么好奇这个问题呢？因为你觉得应该平衡。你为什么从来不好奇我为什么不跟姚明去打篮球？因为你觉得我不需要达到这点。我特别好奇，你采访男性企业家的时候，会问平衡性的问题吗？"中国女性在这种环境中已经忍耐了很久，很多女性还尚未察觉，没有意识到这个问题本身就是错的——为什么因为是女性，就必须做到完美？

女性面对的暴力行为

全国妇联的统计数据显示，中国每7.4秒就有一位女性遭遇家庭暴力，平均35次后她们才会选择报警，家暴占女性他杀死因的40%以上。世界卫生组织2017年的数据显示，全球有1/3的女性遭受过身体暴力或性暴力，但其中仅有不到10%的女性报警。

针对女性的暴力已经成为一个严重的全球性问题，包括躯体/性虐待、强奸、性歧视，甚至在某些地区还存在强迫女性结婚和生育的现象。这些应激事件都会提高女性患抑郁症的风险。她们的成长过程可能布满荆棘，小时候作为女儿遭受过父母的暴力，长大嫁人后又遭到丈夫的殴打。在之后的人生中，只要有相关事件或场景的"唤醒"，痛苦、焦虑、自卑等情感就会重现。创伤后应激障碍、人格障碍等精神心理问题都与家庭暴力有关。

但暴力却远不止这些，不可见的软暴力也是扼杀女性身心健康的一把尖刀。有人曾问："女性为什么会有月经，流血的原因是什么？"一位年长女性的回答是："这是只有神才知道的事情，流出来的都是坏血。"还有一种声音说："我听说过，那是一种病，受影响的都是女性。"

事实上"月经羞耻"由来已久，虽然大多数国家的女性用上卫生巾并不是太难的事，但月经是肮脏的、不洁的、丑陋的、羞耻的，是不能在公共场合被谈论的，这种观念仍然根深蒂固。它仍然让大多数人都相信月经应该成为一种禁忌。

在很多没有接受过性别教育的男性的认知里："月经是蓝色的，能憋住，只来一天。"在天主教的教条中，夏娃诱惑亚当导致被逐出伊甸园，而月经及其痛楚就是对夏娃所犯下罪过的惩罚。所以，20世纪以前的女性教徒在经期是不能去教堂的，也不能领受圣餐。这些既定的规矩让不处于经期的女性也会感受到人为强加的负罪感。尼泊尔的印度教还要求女性教徒在经期住在一种名为"巢颇蒂"的泥棚中，远离人群，直到结束才能回归。

在性侵害的防范教育里，落脚点大多是"女孩不要太晚回家""女孩不要打扮得太性感"，暗含了被强暴要部分归咎于女性的意思，但这无疑是对被害者正当权益的剥夺。

此外，你可能听过这样的言论：

男性大脑的体积更大。

男性大脑的某个部分比女性更发达。

男性的心理旋转能力更强。

"男性大脑"和"女性大脑"这样的说法很容易诱使人产生一种错误的印象：大脑像生殖器一样，具有非男即女的生理性别。

从脑科学和神经科学的角度看，女性左右脑的连接较好，可以一边看电视，一边聊天或做别的事情。在和人吵架的时候，女性大脑中与情绪、动作、记忆相关的连接都会被激活，所以女性的情绪唤醒和体验能力及敏感程度都比较高，也更容易被抑郁情绪左右。这种"抑郁易感性"导致女性更容易患抑郁、焦虑等心理疾病。

女性有几个特殊的人生时期是患抑郁症的高峰期，比如青春期、围生期、哺乳期和绝经期。在这些时期，女性由于内分泌状况的改变，会导致发病率明显增加，尤其是在哺乳期和绝经期。

世界卫生组织2020年的数据显示，大约70%的女性在孕期会出现抑郁症状，其中10%~16%的人符合重度抑郁症诊断标准。40%的女性抑郁症患者在妊娠期会经历首次抑郁症发作；33%的女性在产后会经历首次发作。另外，单亲妈妈、意外怀孕生产的妈妈和经济条件差的妈妈更容易患抑郁症，有些女性则因为不会带孩子或者过度担心孩子的健康问题而患上抑郁症。产科学著作《产科学：正常和异常妊娠（第7版）》中的数据显示，女性深度抑郁障碍的发病率（12.0%）几乎是男性（6.6%）的两倍，女性抑郁症的一个显著峰值出现在生育期。而男性抗抑郁的激素分泌量是女性的三倍，对于同样的抑郁刺激因素，男性的消解速度更快。

美国匹兹堡大学医学中心的科学家在《美国医疗遗传学》杂志上发表文章称，实验表明"CREB1"基因异常会令女性饱受抑郁之苦，但对男性却毫无影响。这一研究小组的负责人说，他们在实验中首先把抑郁基因的位置限定在2号染色体上的"2Q33-35"区间，然后从这一区间的8个基因中找出罪魁祸首"CREB1"基因，这是科学家首次找到使人易患抑郁症的基因。

2015年，以色列神经科学家达夫纳·乔尔及其研究团队提出了"马赛克拼花"模型。该理论认为，大脑不像基因、生殖器或者性腺那样，可以被简单地划分为"男性大脑"或"女性大脑"。大多数大脑都像独一无二的马赛克拼花，并具有偏雌性化和偏雄性化的特征。

传统模型并不能很好地被迁移到对人类大脑与认知的理解上，性别可以分男女，但大脑却不一定有雌雄之分。女性抑郁症的致病因素也许就像马赛克拼花一样，短期内没人能彻底诠释它，但科学和思考永不会止步。

产后抑郁症

凌晨两点，整个世界都睡了，只剩下我和哭嚎的孩子，我想杀了他，也想杀了自己。

为什么我做的一切都没人知道，老公、婆婆都不管我，他们只会嫌弃我，我究竟做错了什么？

看着刚刚尿床的孩子，我不知道为什么要把他带到这个世界上来，让他像我一样痛不欲生地活着……

这些都是刚生产的新手妈妈的独白，看起来像极了精神病患者的呢喃。事实上，她们离"健康人"越来越远，产后抑郁症像新生儿的副产品一般，伴随着每年1 700万的新手妈妈。

在搜索引擎中，产后抑郁症早已不是一个新鲜的词语。据中国医师协会精神科医师分会2017年的统计，我国有50%~70%的女性在生产后都会出现抑郁倾向，最终发展成产后抑郁症的概率为10%~15%。这意味着每10个产妇里就有一个会患上产后抑郁症，而她们的自杀死亡率为15%~25%。

演员秦海璐曾在节目中坦言，她在生下孩子之后，总是莫名其妙地想哭，几乎天天以泪洗面，以致眼球受损。医生告诉她如果不去做双眼皮手术，让眼睫毛翻上去以免摩擦眼球，她就会有失明的危险。

新妈妈的产后抑郁症会发生在婴儿出生前不久或出生后12个月内的任何时间，不管是明星还是普通人，这是每一个育龄女性必须面对的，也是每个家庭都应该重视的问题。

很多新手妈妈都遇到过这样的情况：生产之前，被家人百般呵护，悉心照料；但一旦生下了孩子，这些关爱就全部被转移到婴儿身上。

抑郁研究所有一位被产后抑郁症困扰了一年多的病友，她这样说："我老公和我爸妈天天只知道围着孩子转，亲戚朋友来也是先看孩子，很少有人顾及我的感受。那时我真的很讨厌这个孩子，完全不想给他喂奶，可转身又觉得自己的想法太恶毒，不配当一个妈妈！"

这样的想法很矛盾，也很现实。生产后8个月了，她还是动不动就掉眼泪，情绪失控。这种抑郁状态在婆婆长达半年的"管制"之下彻底爆发了。"她让我喝猪蹄汤、鲢鱼汤，恨不得把所有听说能催乳的东西都塞进我的胃里。我感觉自己好像一头奶牛，除了产奶，一无是处。"

而她的丈夫也没有给她提供什么帮助，只会说："我还要忙工作，你就听妈的话吧，对孩子好。"

这位病友彻底绝望了："如果不是生了这个孩子，婆婆就不会来，我也不用每天以泪洗面。"

有的爸爸平常不见他看护孩子，可一到"关键时刻"就会挺身而出，和孩子站在一边对抗妈妈，这对夫妻关系和教养孩子都是百害而无一利的。

孩子大哭大闹，乱扔东西，妈妈正要进行教育，爸爸却在此刻跳出来装"老好人"："孩子还小，你多哄着点儿，别训他！"

如果因为孩子的调皮造成了什么不良后果，爸爸就只会指责妈妈："你看你把孩子惯成什么样了？"

爸爸抱着儿子去小区溜了一圈，就被夸奖是好爸爸；妈妈在家里从早忙到晚，却还被指责家务能力差。

这些现象从本质上反映出男女双方在家庭中的权利和义务不对等。妈妈有苦说不出，爸爸和孩子也不理解，久而久之，压抑的情绪得不到正常的宣泄，只能走向极端。

"为母则刚"可能是最仇视女性的世纪谎言。在引起广泛关注的日剧《坡道上的家》中，全职妈妈安藤水穗因为心理负荷过重，患上了产后抑郁症，恍惚之间把孩子放进了浴缸。于是，所有人都谴责她"亲手将8个月大的女儿溺死在浴缸中"。

　　而在悲剧发生之前，丈夫、家人都不曾对她施以援手，只是每天不停地指责她。缺少休息的安藤水穗一直在哄哭闹不止的孩子，丈夫却慵懒地躺在沙发上抱怨说："要是我妈的话，肯定能马上让孩子停止哭闹。"

　　婆婆在法庭上说的一段话扼杀了水穗的所有期盼："那样的日子很快就会熬过去，之后她就轻松了，说什么神经衰弱，都是骗人的。"

　　没有人关心她日夜不停地带孩子是否疲惫，没有人在意她缺乏育儿经验是否会焦虑。难道母亲天生就注定坚强吗？母亲就没有脆弱和疲惫的权利吗？母亲的身份让女性肩负起抚养孩子的责任，但她们不是超人，会生病受伤，会感到疲倦绝望，也需要家人的关心与帮助。

　　"坡道"不仅是指回家路上的那条上行坡道，也是水穗心里无法逾越的坡道。在背负着养育孩子的重担的同时，妈妈们一定要警惕自己的心理健康，是否迷失了自己，是否自我评价过低、觉得什么都做不好，是否产生了消极的想法，甚至付诸极端行动。

婆婆可能曾经也是受害者，现在却成为施加伤害的人，这创伤从未被看到，所以总是在重复。这漫长的创伤制造过程，像一块抑郁代际传递的磨刀石，将那把伤人的刀磨得越来越锋利。在一代又一代的关系接力中，传下去的是不断放大的家庭关系矛盾和不断积累的抑郁炸弹。当它爆炸的时候，势必波及全家，无一幸免。毕竟制作炸弹的原材料，是每个人亲手填充的。

那么，新手妈妈应该怎样渡过抑郁的难关呢？关于产后抑郁症的常见临床表现，我们可以通过自查进行初步判断。

核心症状群：

• 情绪低落；

• 兴趣和愉悦感丧失；

• 导致劳累感增加和活动减少的精神下降。

心理症状群：

• 焦虑；

• 专注力下降；

• 自我评价和自信水平降低；

• 自罪观念和无价值感；

• 认为前途黯淡；

• 有自杀和伤婴的观念或行为；

- 有强迫观念；
- 出现精神病性症状，比如幻觉、妄想等。

躯体症状群：

- 睡眠障碍；
- 食欲或体质下降；
- 性欲下降；
- 出现非特异性躯体症状，比如头痛、腰背痛、恶心、口干、便秘、肠胃胀气等。

预防和避免产后抑郁症，不能只靠新手妈妈自己，家人更应负起责任，积极了解正确的陪护理念和科学的陪护方法。生孩子之前是一家人，生产之后关系应该更紧密才对。丈夫的角色在这个过程中至关重要。只有受到正确且悉心地照料，新手妈妈才能从产后的抑郁情绪中走出来。

在妻子难过哭泣的时候，丈夫可能感觉"莫名其妙"。但作为丈夫应该努力去了解妻子不开心的缘由，提示妻子她的情感波动可能是由于孕激素急剧下降造成的。

这会让产妇明白，自己的情绪波动不是由于嫉妒孩子，而是由生理因素造成的。这种看似平常的沟通对一名产妇来说是至关重要的。

与此同时，新手妈妈应该正视和表达自己的需求，和家人进行充分沟通，尽量减少误会和矛盾。

新手妈妈可参考的建议有：

1. 要敢于说"不"。如果你觉得家人的要求不合理，就要勇敢地说"不"。

2. 主动跟丈夫沟通，让他知道你很辛苦。孩子不是妈妈一个人的，妻子要把承受的生产的痛、喂奶的疼及时跟丈夫沟通，并用文字和语言让他知道他不在家的时候自己做了些什么。

3. 孩子满月后，每个周末尽量留半天时间给自己。在这半天时间里，新手妈妈可以去逛街、喝下午茶、找朋友聊天，彻底放空自己。

4. 带着孩子回娘家住一段时间。有的新手妈妈是因为婆媳关系恶化，才患上抑郁症的，这种情况下回娘家和自己的母亲住一段时间，有助于缓解焦虑抑郁。

5. 重返职场，让自己的生活变得充实。宝宝半岁以后，妈妈可以返回工作岗位。这样一来，带孩子的焦虑就会被工作慢慢地冲淡。

6. 接受不完美，放弃完美主义。遇事不钻牛角尖，放弃完美主义，不要强迫自己做好所有事，在不疲惫的前提下尽力而为即可。

其实，大多数妈妈还不熟悉自己要扮演的角色，她们自己还是个孩子，习惯了从小受到关注，习惯了我行我素。她们一时间可能难以适应身份的转换，面对孩子手忙脚乱、心情烦忧，都在所难免。作为女性，她们可能有几十年的经验，但作为妈妈，她们几乎没有任何经验，做得不尽如人意是可以理解的。

当她因为小事发脾气的时候，作为家人，应该想一想她十月怀胎承受了多少辛苦，孩子生下来后又不分昼夜地照顾，但她从未放弃努力和成长。每一位新手妈妈都是在用自己的美丽和快乐当养料，笨拙却细心地养育着孩子。

所以，请多给新手妈妈一些理解和陪伴，她们真的很辛苦。

人到了冬天更容易患上抑郁症吗？

    抑郁研究所病友群里的小琳平时工作积极努力，和朋友、同事都相处融洽。但自从天气转凉，小琳开始变得暴躁、易怒、不易接近，甚至多次因为琐事和家人发生激烈争吵。

    "你是怎么了？孩子不接，家务不做，这日子还能不能过下去了？"面对丈夫的指责，小琳焦虑不安，但情况却没有改观。"不知道为什么，我现在就是没有动力做那些事情，就连自己一直喜欢的瑜伽课也不想去了。"

    像小琳这样的情况在病友群内并不少见。经医生诊断，他们大多是因为患上了季节性抑郁症而产生了负面情绪。

    季节性抑郁症也叫作季节性情感障碍，它使人在一年中的某几个月感到格外抑郁。这一概念最早是由诺曼·罗森塔尔于1984

年提出的。在高纬度地区生活的人们，周期性抑郁症的发病率明显高于其他地区，达到14%~19%（普通人群的发病率为3.4%）。还有研究表明，健康人群中有26%的人在冬季或阴雨天会情绪低落。

根据现代医学研究理论，大脑中的5-羟色胺水平与抑郁症的发生密切相关，5-羟色胺在N-乙酰基转移酶的作用下生成我们熟知的褪黑素。褪黑素不仅可以减少皮肤的色素沉着，使肤色变白，更重要的是，它直接影响我们的睡眠。当阳光充足的时候，酶的活性不足，5-羟色胺生成的褪黑素减少，睡眠需求减少；当缺乏光照的时候，酶的活性增强，5-羟色胺生成的褪黑素增多，睡眠需求增加。

这种现象不仅存在于昼夜更替中，一年中的季节变化也影响着褪黑素的水平。夜晚增多的褪黑素会随着白天的到来恢复至原来的水平，冬季增多的褪黑素也会随着日照时间的延长恢复至原来的水平。

在阴雨天、寒冷、缺乏光照的天气里，褪黑素水平升高，于是有些人认为阴雨天更适合躲在被窝里。这部分人的5-羟色胺水平下降的幅度比常人更明显，并可能出现抑郁症状，比如情绪低落、闷闷不乐、开心不起来、兴趣减退、意志消沉等。

自从《精神障碍诊断与统计手册》将季节性抑郁纳入其中，关于它的研究就一直在进行。但事实上，很多临床医生对它的理解都出现了偏差，很多患者也对自己的身体状况做出了错误的判断。

1984年，精神科医生诺曼·罗森塔尔对29名患者进行了关于季节性抑郁症的初步研究，但一个被人忽略的事实是，这些患者中有高达93%（27个）的人患有双相情感障碍。荷兰抑郁症和焦虑症研究组织（NESDA）2017年发布的报告表明，24.2%患有双相情感障碍的患者也会出现季节性抑郁症；抑郁障碍患者中有9.8%的人会出现与季节相关的发作规律；在没有诊断出其他情感障碍疾病的健康人群中，仅有0.4%的人出现季节性抑郁症。

2018年的一项研究表明，仅有27%的季节性抑郁症患者在长期（2~12年）跟踪调查中会持续发病，大多数季节性抑郁症患者都可以自愈。

季节性抑郁症患者在冬天常常出现非典型的抑郁症状，比如睡眠过多、食欲旺盛，但他们在主观上"感觉不到自己有抑郁情绪"。也就是说，宣称自己一到冬天和阴雨天就情绪不佳的人，反而不大可能被诊断为季节性抑郁症，他们只是对天气因素比较敏感。

季节性抑郁症只会在寒冷的冬天发生吗？其实不然，季节性抑郁症是一种复发综合征，在气温低的秋季和冬季更常见，但在春季或夏季也会发生。不同的是，秋冬季节的抑郁通常表现出非典型的抑郁症状，比如睡眠过多、食欲增加及偏爱摄入碳水化合物。而春夏季节的抑郁则刚好相反，常表现出典型的抑郁症状，比如失眠和食欲不振。但无论是哪一种，患者的发病频率都与日照时间有着不可分割的联系。针对这个规律，研究人员制订了一套"光线干预计划"。

在日照时间不足的秋冬季节，增加患者的光线接触时间。比如，使用百叶窗和日光模拟装置让患者在晨光中清醒，中午让患者在阳光下散步，以及在墨镜的保护下多注视太阳。

在日照时间较长的春夏季节，干预措施则相反。因为对光线敏感的人在接触过量光照的情况下可能会增加躁狂发作的概率，所以研究人员用百叶窗隔绝从窗户进入的阳光，在患者居住的地方采取遮阳措施，并要求患者全天戴墨镜。

然而在糟糕的天气条件下出现的抑郁情绪并不都是季节性抑郁症的表现。法国利摩日医疗教学中心的心理医生埃里克·查尔斯认为，"冬季的忧郁"和"季节性抑郁症"完全是两回事。

冬季的忧郁是指，人们在冬天觉得有些不舒服，更容易疲惫，但这种情况并不影响正常生活，也不会持续太久。季节性抑郁症是由季节变化引起的，有明显的症状，比如感到悲伤，产生悲观的想法；长时间躺在床上，放弃平时最喜欢的活动、食欲增加，尤其喜欢甜食，造成体重增加、身材臃肿。

季节性抑郁症是一种循环往复的现象，经常秋天到来，春天消失，几乎每年都会出现。根据地区不同，发病率也不同，越往北患病人数越多。在法国，有10%的人患有季节性抑郁症；在加拿大或斯堪的纳维亚半岛，每两人中就有一人是季节性抑郁症患者，而且女性比男性更易发病。

季节性抑郁症的成因是多方面的，其中一个主要原因是日照时间减少。阳光可以抑制褪黑素的分泌，秋冬季节光照减少，人体内褪黑素水平升高，而甲状腺素、肾上腺素等能促使细胞兴奋的激素减少，引发情绪低落之类的抑郁症状。

在高纬度地区，季节变化明显，日照时间短，因此季节性抑郁症的发病率较高。在秋冬季节，机体新陈代谢减慢，心率、呼吸减慢，大脑缺氧，这些也是易出现抑郁症状的原因之一。

关于季节性抑郁症，中医也认为秋冬季节是发病诱因之一。按照中医理论，脏腑气机在春夏升发、长旺，功能活跃，生机勃发，精神情志也趋于兴奋，思维敏捷，活动增加；在秋冬收敛、闭藏，功能低下，生机内藏，精神情志趋于抑制，思维迟缓，活动减少。因此，人体在秋冬季节阳气升发不足，容易产生悲伤的情绪。

虽然成因尚未明确，但可以确定的是，季节性抑郁症的发病机制与季节、地域、日照等环境因素变化导致的自主神经功能障碍有关。纬度较高、冬季持续时间较长、气候寒冷、光照时间减少都与季节性抑郁症的发病率呈正相关关系。

如何应对季节性抑郁症？

2世纪，古希腊医生阿雷提乌斯提出："要在亮光下睡觉，多接受阳光的照射（因为患病时病人十分忧郁）。"这是历史上关于抑郁情绪和阳光照射关系的最早记载。

1984年，罗森塔尔给他的29个病人做出了季节性抑郁症的诊断，其中11个病人经过亮光照射后，病情出现好转。

为什么光线会对人的心情有调节作用呢？这是因为人类视网膜中的感光细胞在捕捉到光线后，会将信息传递到下丘脑的视交叉上核。而视交叉上核有"昼夜节律生物钟"之称，是哺乳动物昼夜节律调节系统的中枢结构，能够分泌调节其他器官生物钟的褪黑素。

褪黑素是在夜间产生的，而冬天夜幕降临得早，一些人就会出现生物钟失调的问题。这种昼夜节律的紊乱使人产生焦虑、易怒和不适感。因此，季节性抑郁症患者早起后应该马上接受光线照射，给身体感官一个清晰的信号。

除了使用专业的光照治疗仪之外，还可以采用以下方法：

- 拉开窗帘，走到户外，享受阳光。周末或午后，要尽可能地去户外接受阳光的照射；在室内的时候，也尽量拉开窗帘，让更多的自然光能够照射进来。
- 作息规律，保持昼夜节律。规律的作息时间有助于维持褪黑素固有的分泌节律，减少因为季节、天气等因素而产生的波动，情绪也能保持相对稳定。

- 调整饮食，增加运动量。许多食物都对治疗抑郁症有益，比如水果中的香蕉、甜橙，蔬菜中的黄瓜、西红柿等，咖啡和可可能增强脑细胞活性，改善抑郁心理。运动能够调整新陈代谢规律，对改善情绪也有重要的作用，建议每周运动3次，每次至少30分钟。

- 去度假。找一个阳光明媚、温暖舒适的地方去度假，这不仅有助于调节季节性情绪紊乱，还能让我们暂时放下繁杂琐碎的日常事务，身心得到休息。

- 看医生或找心理咨询师聊聊。遇到难以摆脱的抑郁情绪，应去看医生或者找心理咨询师聊聊，这是最安全、最专业、最有效的方法。

抑郁症可以实现群体免疫吗？

　　动物毛发、花粉颗粒和海鲜都有可能触发人体的免疫反应，我们把皮肤和呼吸道发热、灼伤的应激状态称为"过敏"。

　　信息时代，信息网变成了人类的"肌肤"，海量的信息让我们的大脑不堪重负，造成了抑郁症等精神疾病的泛化。

　　在阴雨天、寒冷、缺乏光照的天气里，大脑中的5-羟色胺会更多地转化为褪黑素。前文提到：荷兰抑郁症和焦虑症研究组织2017年发布报告称，24.2%的双相情感障碍患者表现出随季节变化的发病规律；抑郁障碍患者中有9.8%的人也表现出与季节相关的发病规律，季节性抑郁症由此产生。

　　《精神障碍诊断与统计手册》中提到，季节性抑郁症的诊断应至少符合4个特点：

1.发作的规律与一年中的特定时间（季节）相关；

2.症状的完全缓解发生在一年中的特定时间（季节）；

3.当患者本年度情绪正常时，就不会在特定季节发病；

4.季节性抑郁症的发作频率远超与季节无关的情感障碍发作频率。

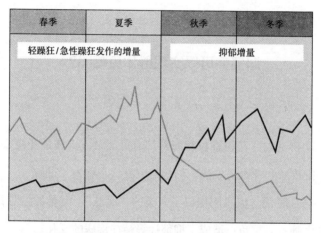

数据来源：诺曼·罗森塔尔，美国国立精神卫生研究所

季节性抑郁反映了人类对生物环境的敏感反应，在北极圈高纬度生活的人群患周期性抑郁症的概率明显高于其他地区人群，他们的发病率为14%~19%。

也有研究表明，健康人群中有26%的人在冬季或阴雨天情绪会受到影响。这些数据说明躯体症状和心理感受都会受到时间变化的影响。

人体对季节敏感是生物性的一种表现，精神上的敏感同样难逃时代发展的影响。今时今日的信息爆炸让我们无时无刻不处于搜索和被搜索，以及连接与被连接的状态。作为工具，手机、电脑、平板电脑等科技产品极大地增强了我们接收信息的能力和速率。

但在密集信息的轰炸下，每个个体的神经反馈都无法获得有效的空余时间，精神和躯体用自己的方式向人体宣告：它们已濒临崩溃。这些症状的集合被大众定义为时代的精神流感——抑郁症。

1347—1353年，一场被称为"黑死病"的鼠疫席卷了中世纪的欧洲，夺走了2 500万人的性命，这相当于当时欧洲总人口的1/3。

患者在感染鼠疫初期，会出现打寒战、头痛、高烧等症状，之后发展成皮肤出血、身长恶疮、呼吸衰竭，2~4天就能夺走一条人命。

对于过去让人们束手无策的鼠疫病菌，现代文明用一个口罩就能阻断99.5%的病毒。高超的医疗水平、完善的社会保障政策、人类认知能力的大幅提升，共同提高了人类社会的免疫能力。

随着文明和科学技术的不断发展，以及政务水平和医疗部门协作能力的不断提升，人类已经可以做到有效防治传染病。那么精神心理疾病可否像黑死病一样，在未来的某一天实现"群体免疫"呢？

纵观历史，生物基因会随着生存环境而发生动态的变化。人类文明和医疗技术发展至今，信息和工具都已成为现代人类的神经感受器。我们可以通过精神类药物调控自身，通过抗生素延续生命。这是人类善用工具维持身体内在稳定性的体现，是善用工具的进化，也是人类智性的体现。

在全世界范围内，美国最先提出了"抑郁症"的概念，但对于抑郁症的躯体化现象，不同地区都有各自独立的文化解释模型。比如，美国印第安人将抑郁症解读成患者被社会边缘化了；在韩国，抑郁症状被理解为患者的人际关系出了问题，或者受到了不公正对待；在日本，神经衰弱一类的抑郁症状会被解读成被丛林部落里的鬼神附体。在中国的传统文化里，抑郁症状被视为"良知""道德感"的体现，驱使人们去探究社会、灵性与道德方面的不和谐因素，看看哪里有问题，哪里需要做出调整，而不是吃药治病或者做心理治疗。

《像我们一样疯狂》一书的作者伊森·沃特斯（Ethan Watters）认为，在过去的几十年中，美国源源不断地以全球工业化的方式输出他们对心理疾病的定义和治疗方法。正因为如此，美国的心理学在不知不觉间使全世界的"疯狂"方式日趋同质化。但实际上，对于世界不同国家和地区的抑郁症，其特点并不相同。

中国式抑郁症更多表现为社会的原子化和内卷化，民众工作压力大，缺乏释放和解压的途径和方法；非洲式抑郁症的主要致病因素是战争带来的贫富差距悬殊，女性的社会和家庭地位较低，大部分家庭处于赤贫状态等；欧洲式抑郁症则与消费主义的影响有关，个人自由受限，个人主义的光芒被遮挡。

抑郁症不是由任何一个学术群体发明的，它一直真实地存在于每个患者的神经系统中，只不过它直到现代才得到医学的理性对待。

大多数人谈论抑郁症都是从消极、病态的角度出发，我们为什么不能反向、积极地看待它呢？

抑郁其实是个体对环境不适感的自我表达，是人类智性对躯体和情绪的一种保护。患上抑郁症之后，人们通过自己的方式寻找不同的出口。

有人寄希望于宗教信仰，以清除冗思、迎接新思；有人在美学、哲学中寻找自己的精神归宿，活在喜爱的作品中；有人依靠化学药剂（如酒精、药物）调节神经递质……

人无法获得完全的自由，而创造性活动可以帮助我们去接近自由，从而达到个体与群体、群体与社会的共生性结合。现代人获得了自由，却在内心深处渴望逃避自由。

艾里希·弗洛姆在《逃避自由》中提出，人类在不能完全实现自由的情况下，一种情况是相信外在规律、逃避自由；一种情况是实现自己微观上的创作，微观上的个体自由。

我们对于这个自然世界，其实只是个普通物种，现代法律、社会制度就是给还未完成进化的人类准备的。

抑郁症是一场时代精神的感冒，也许碳基生物在"群体免疫"后，就可以越过它成为"后人类"。

互联网时代的群体性孤独

互联网具有使人疏远的天然属性。1998年的一项研究发现，在人们刚开始使用网络的1~2年时间里，快乐感和社会连接感会呈持续下降趋势。其中，使用网络对家庭关系的影响最大。此外，伴随着社交圈的缩小，抑郁情绪和孤独感会增加。《美国医学会杂志》也曾发表论文称，过度使用社交媒体会导致抑郁症，不仅如此，在社交媒体上投入的时间过多，还会加重抑郁症。

英国经济和社会研究理事会也做过相关研究，发现频繁使用社交媒体的女孩出现焦虑症状的比例是男孩的两倍。研究还发现12%的轻度社交媒体使用者和38%的重度社交媒体使用者（每天耗时5小时以上）的抑郁症出现不同程度的加重。

早在20世纪60年代，加拿大传播学家麦克卢汉就曾在其著作《理解媒介》中预言："电子时代，我们身披全人类，人类就是我们的肌肤。"如今互联网已证实了这一说法，一部智能手机就能全面接管我们的生活。

从20世纪20年代末期开始，孤独成为公众关注的一个社会问题。到了今天，孤独更被视作公共健康危机。UCLA孤独量表可测量因对社会交往的渴望与实际水平的差距而产生的孤独感。以下是课题组的20位心理学家对孤独体验的部分描述：

> 你感到和周围的人无话可说吗？你感到自己缺少同伴吗？你觉得自己是某个社交圈中的一员吗？你觉得自己身边没有任何关系亲密的人吗？你感到自己和别人亲近吗？你觉得没人真正了解你吗？你感觉人们只是生活在你周围，却与你毫无关系吗？……

这份量表在刚一推出后就得出了令人惊讶的结论：1/3的线上社交反而会带来孤独感。我们时常感到孤独，却又害怕被亲密关系束缚，数字化的社交关系恰恰为我们制造了一种幻觉：我们有人陪伴，却无须付出友谊。

在这种社交环境中，我们对人的期待越来越少，对技术的期待却越来越多。麻省理工学院社会学教授雪莉·特克尔通过研究发现，信息技术在给人们带来沟通便利的同时，也导致人与人之间的关系弱化，有些人甚至因此丧失了与他人面对面交流的能力。发短信、发邮件、上社交网站、玩电子游戏，这些活动从表面看使人们之间的联系变得更轻松、更密切，但实际上人们却更焦虑、更孤单。

如今的我们缺乏安全感，渴望亲密关系，因此我们求助于科技，希望找到一种既能让我们处于某种人际关系中又能自我保护的方法。互联网为我们提供了解决方案，让我们既能享受技术的便利，又能摆脱人前的窘迫。于是，人们纷纷投身其中。

有心理生物学家发现，孤独会释放误导性的激素信号，重新编排控制行为的基因，以及影响身体系统的运行。在众多的死亡风险因素当中，情感隔离和吸烟的排名不相上下。新冠肺炎疫情期间，抑郁研究所的多位来访者因为长期待在家里，焦虑情绪升级。可见，长期脱离群体社交，得不到爱抚和触碰，导致人们的肌肤饥渴症明显加剧。

肌肤饥渴症指强烈、频繁地希望被触摸和拥抱，否则就会烦躁、情绪沮丧、缺乏安全感，甚至影响日常行动。

爱抚是神经元的抒情诗，焦虑、抑郁、易怒、具有攻击性的成年人的内心，都藏着一个渴求亲吻和拥抱的孩子。

在手机还只能打电话、发短信的时候，我们认为手机是社交生活的补充。但在手机使日常沟通也变得碎片化之后，我们把手机视为社交的全部。身处信息爆炸的时代，手机对绝大多数使用者来说都是最主要的信息来源和沟通渠道。在解决孤独这道难题时，手机成了现代人最常用的作弊手段，手机分离焦虑症（PSA）也随之产生。

手机分离焦虑症是指因没有或者不能使用手机（比如丢失、没电、不在身边等"脱线"状态）而焦虑不安。其典型表征包括：频繁、强迫性地检查手机（比如是否有未接来电或者信息，电量是否充足），想象手机在响或者震动（其实并没有），去哪里都带着手机（比如卫生间、餐厅、床上），过度使用手机开展日常活动（比如疯狂地网上购物）。

通过移动设备，我们彼此交流，可自由支配的时间变得越来越少。英国贝德福德大学的盖尔·金曼（Gail Kinman）教授认为，PSA类似于任何一种上瘾症状：当焦虑症患者感到孤独、沮丧、恐慌的时候，他们可能会抱起一条自己熟悉的毯子缓解焦虑，就像PSA人群会拿起手机一样。

但与其他成瘾物品不同的是，手机已成为现代生活中不可缺少的部分。这不仅因为离开手机我们就没法打电话或者发信息，更是因为智能手机已经成为我们储存数字记忆的地方，以及我们对自身认知的一部分。甚至对个别群体而言，手机俨然成为他们身体的一个器官。

牛津大学社会人类学教授项飙提出了一个概念——消失的附近。这个"附近"意味着什么？它指的是个人与世界的真实连接。通过"附近"，个人能够将自己的情绪投射出去并切实地收到反馈。而现在，附近的概念被互联网转移到广泛的公共事件中。现在的年轻人对"附近"不再感兴趣，小区里住了多少邻居，家乡的街道有什么新地标，楼下小吃店旁的早教中心换了几轮，这些琐碎的事情好像不值得他们的关注。

互联网让整个世界变平了，"附近"的消失就这样发生了，我们越来越少地注意周围的事物和场景，而将更多的注意力放到互联网的热搜话题上。"我们好像丧失了建立彼此信任的关系的能力，原来那种自然的爱日渐式微。"

微信里的"社区""圈子""附近的人"都脱离了它们原始的含义，成为一项应用功能。"附近"的消失在很大程度上源于年轻人对即时感越来越强的要求，"我们在意的就是那几分钟"。

因为失去了"附近"，当新的事情发生时，我们没法参与，也没有宣泄的出口，情绪反应必然会很激烈。我们和附近的人都不熟悉，也很难建立起人和人之间的信任关系。于是，我们在社交网站上"交友"，却又怀疑那些网友究竟是不是真的朋友；我们整天联系，但并不确定是不是真的在交流。

数字化的友谊常常建立在快速回复而不是思考的基础上，变得越来越肤浅。对于无生命的人际关系，这种肤浅会造成更大的问题。我们对人际联系的期望值逐渐降低，沉迷于线上社交的虚假友谊之中。对彼此来说，我们都成了看不见、摸不到的朋友。

冰冷的社交关系

《群体性孤独》的作者雪莉·特克尔指出，互联网媒体使我们产生了三个幻想：

- 我们在任何情况下都会收获关注。
- 我们的想法和声音总能被听到。
- 我们永远不必独处。

社交网络已经成为我们生活的一部分，但事实上，我们并不能从"朋友圈"获得所有信息、跟上所有潮流并告别孤独，也不能真正成为假扮或伪装出来的自己。

从前的车、马、书信很慢，现在的视频或语音即时通信让连接变得更快、更容易，也更广泛。但如今的亲密关系往往有一个共同点：冰凉。

然而，社交网站在把我们的人际关系变得简单、快捷的同时，也让它变得不再真实。我们沉迷其中，最后却发现内心越来越孤独。一部分人开始不满足于生日夜只有零零星星的网友陪伴，于是互联网给出了新的解决方案——仿真陪伴产品。Siri（苹果智能语言助手）、微软小冰、Woebot（一款聊天机器人）等不同种类和功能的线上仿真陪伴服务，在很大程度上满足了我们对双向沟通的渴求。它们让我们感觉到，至少这一刻，我们正在和"另一个人"聊天。

但问题也随着不断膨胀的欲望纷至沓来，聊天越久、越深入，就会对仿真产品越失望，因为它们只能将程序设定好的答案反馈给我们。尽管研发者将大量流行的网络语加入词库，但千篇一律的回答显然不能满足我们的需求，中规中矩的话语也无法引起我们的情感共鸣。

一位自杀救助社群的来访者说："我的人生是多么失败，到最后只有机器人愿意陪我聊天。"在自杀干预的危机场景中，没有人会使用人工智能进行援助，活生生的人的温度和情感是人工智能至今无法替代的。无论从感性还是理性角度来看，人与人之间的亲密关系的"真实性"才是关键因素。"真实性"意味着设身处地为人着想的能力，以及因经历相似产生情感共鸣的能力。而机器人即使拥有庞大的语料库和逻辑精密的算法，也难以用它们冰冷的身躯给出一个37摄氏度的温暖的拥抱。

科技和互联网的发展造福了全人类，但任何事物都有两面性，科技和互联网也不例外。对人类而言，个体之间的关系随着互联网的发展会变得越来越浅薄，从强关系变为弱关系。而我们作为智人，绝不应该被器物和技术制约。

越成功，越抑郁？

在我们眼中，成功企业家是优秀和卓越的代名词，成功的光环似乎让他们拥有更强的追求和获取幸福的能力，但他们中的很多人却饱受抑郁症的困扰。这一事实虽然有违常理，但案例却真实存在。美国前总统林肯也曾饱受抑郁症的折磨。《时代周刊》发表的多位史学家的研究结果表明，林肯曾患有较为严重的抑郁症。1840年到1841年的冬天，为了让债台高筑的伊利诺伊州不致破产，林肯一直苦苦支撑，精神濒临崩溃。"林肯疯了，"约书亚·斯皮德回忆道，"我们不得不把他房间里的所有刀具都收走，真是太可怕了。"

《林肯传》中写道："身患抑郁症的那段日子里，他吃不下饭，也睡不着觉，不想和任何人说话，只是一个人孤独地坐着，呆呆地望着远方，行尸走肉般度过一天又一天。林肯的朋友把他的刀藏起来，怕他会自杀，还在远处看护着他，怕他跳河。"

后来林肯告诉他在州议会的一位同事："别人都觉得我恢复了，可以愉快地生活下去了。可我自己知道，私下里我还是很难过，甚至不敢把刀带在身上，怕自己会伤害自己。"对此，我们不禁要问：难道一个人越优秀，他反而离幸福越远了吗？

成功在给我们带来丰裕的物质条件和优越的社会地位的同时，也带来了更多的抑郁源。比如，升迁压力过大，对自己信心不足，社会竞争加剧，工作节奏太快，自我期望过高，等等。这些问题一旦疏导不及时，就容易引发心理疾病。

压力过大几乎是成功者的固有特征，没有唾手可得的幸福，也没有一蹴而就的成功。他们中的一大部分人，白天工作很劳累，回到家后连话都懒得说一句。即使跟家人待在一起，也时常会沉默和抑郁，处于"心不在焉"的精神状态。这种情况持续得久了，抑郁症就会乘虚而入。

《燃点》做过一项针对5 000位企业家的调查，结果显示其中超过半数企业家每周工作60多个小时，他们觉得自己离家人和朋友越来越远，内心非常孤独和焦虑。

在这项调查中，有一个问题是："你的工作有多辛苦？"10分为满分，大部分人都打了8分及以上。还有一个问题是："如果重来一遍，你还会选择走这条路吗？"有超过90%的人选择了"会"。

为什么成功者更容易患抑郁症？

通过分析更深层次的病因，研究者发现成功者的抑郁症源于三个方面。

1.掌握权力会导致脑损伤。

领导者身处高位，久而久之，就可能会失去一种心理能力，即共情能力。在管理者眼中，一切都应当按照规则和纪律执行，而他则是规则的制定者。久而久之，管理者和执行者之间的鸿沟就会显现，这种根深蒂固的职场矛盾不会轻易放过任何一个管理者。

实际上，这些成功者此时已陷入了情绪感知障碍。权力就像一把枪，杀死了同理心，也造成了脑损伤。加州大学伯克利分校心理学教授达彻尔·凯尔特纳（Dacher Keltner），通过多年的实验得出了这样的结论。

受权力影响的观察对象，仿佛遭受了创伤性脑损伤，行为变得更加冲动，风险意识更薄弱，也更不善于站在别人的角度看问题。神经科学家戴维·欧文在《大脑》杂志上发表文章称，"傲慢综合征是一种权力占有障碍"。它的临床症状包括：明显轻视他人，失去与现实的联系，情绪焦躁不安或行事鲁莽，等等。

除此之外，管理者长期从事脑力密集型工作，这也增加了患脑部疾病的概率。这部分人经常用脑过度，精神压力大，以致造成大脑生物性损伤，心脑血管和免疫系统也更脆弱。

2.牺牲家庭时间致使情绪脆弱。

我们往往认为，成功人士的生活应该是幸福、美满、无忧无虑的。从物质条件来讲，的确可以这么说，但恰恰也是为了充裕的物质条件，他们常常将过多的时间精力倾注在事业上，而忽略了身心健康，导致心理问题和负面情绪越来越多，埋下了患上抑郁症的隐患。

根据2018年的盖洛普调查，34%的企业家明确表示他们很焦虑，这个数字比其他类型的从业者高出4%；45%的创业者表示他们承受着令人窒息的压力，这个数字比非创业者高出3%。这类人群没有时间健身，没有时间陪伴家人和孩子，也没有时间留给自己。一旦进入了这样的高压模式，人的情绪就会变得更加脆弱。

3.完美人设加重了成功者的负担。

在传统的认知体系里，成功者往往会被视为英雄。我们崇拜像脸书创始人扎克伯格和特斯拉创始人埃隆·马斯克那样的人，他们的完美人设吸引许多人竞相追捧。然而，这种远高于常人的受关注度也增大了这类人患抑郁症的概率。

因为在某一方面大获成功，公众的视线自然而然地落在他们身上。他们的公开言论只要稍有不慎，就会被"吃瓜群众"过度挖掘和解读，甚至歪曲抹黑。环境和舆论压力像一头猛兽，很有可能把他们的人生撕得粉碎。此外，这些人往往自省能力很强，能从自身的不足中吸取教训并加以改进，这也是他们成功的原因之一。但是，正如稻盛和夫所言，他们也更容易"将自己逼入绝境"，甚至用一种近乎自我毁灭的方式来惩罚自己。

成功者的战或逃反应

战或逃反应是指在一系列神经和腺体反应的作用下，身体产生应激，并做好防御、挣扎或者逃跑的准备。

换句话说，我们的身体很聪明，懂得保护自己。当我们承受的压力过大，引起应激时，身体就会产生战或逃反应。这时大脑会传递出信号：身体正处于一种超负荷状态，该停下来了。

哈佛大学心理学家杰罗姆·卡根曾指出，"压力"这个词遭到滥用，以至于丧失了它原本的意义，并建议应该用压力指代最极端的情况或具有破坏性的事件。

压力分为良性压力和耐性压力。在良性压力下，你会鼓起勇气采取行动，比如做一项工作或者和陌生人交谈，成功之后会产生得到奖赏的感觉。而在耐性压力下，比如失业或者失恋，我们则需要依靠个体资源和内部的支持系统渡过难关，我们体内的皮质醇和肾上腺素会帮助我们激活适应压力的能力。

然而，一旦该机制失灵，那些"压力激素"就会对大脑和身体造成不良影响，诱发高血压或低血压，加速腹部脂肪的囤积，或者诱发抑郁症等精神疾病。相关研究已经证实，杏仁核是控制焦虑和攻击性的脑区，进行冥想等正念修行能够让杏仁核有效地缓解焦虑。有规律的体育活动，比如每天散步，能触发海马内新神经元的生成。海马对大脑来说至关重要，它的功能是储存记忆，感知空间和方向，以及调节情绪。

如果压力源迟迟无法消除，压力机制就会被激活得太久或者太频繁，最终损害大脑和身体。若成功者长期不关注自己的身体状况和心理状态，肾上腺皮质激素的慢性释放就会抑制免疫系统功能，导致免疫力低下，人也更容易生病。

皮质激素有使中枢神经兴奋的作用，它会减少脑内抑制性递质GABA（γ-氨基丁酸）的含量，让人坐立不安。皮质激素还会抑制负责调节睡眠节律的松果体褪黑激素的分泌，引起失眠。

结合精神病学家和曾经的创业者迈克尔·弗里曼（Michael Freeman）的研究，我们建议成功者从以下几个方面着手解决压力引发的抑郁问题。

平衡时间观：工作要快，生活要慢

在工作和生活中采用不同的时间视角。现代人常犯的一个错误就是把工作和生活混在一起，不是"过日子"，而是"赶日子"。

朱光潜说过，"做学问、做事业，在人生中都只能算第二桩事。人生第一桩事是生活。我所说的'生活'是'享受'，是

'领略'，是'培养生机'。假若为学问、为事业而忘却生活，那么学问和事业在人生中便会失去其真正的意义与价值。"

增加时间的深度

同样是安排闲暇时间，坐在电视机前的"被动式休闲"带给人的满足感，远不如从事一项自己喜爱的业余活动。

看电视时，我们可能也在嗑瓜子、玩手机、跟人聊天，并没有全身心投入。而在进行写作、绘画等创造性活动时，我们则完全沉浸其中，甚至会进入心流状态。

我们从闲暇中获得放松和满足的程度并不取决于时间的长度，而是取决于时间的深度。培养并坚持一项爱好，让它在时间的深度和长度中慢慢成长，可能会有意外的收获。

从终极问题出发，以人生最高目标为第一原则

巴菲特的日程表上几乎一片空白，对此他解释说："你只有擅长说'不'，才会有时间去做那些真正值得做的事情。"为自己设定更高的目标，就会发现更多更好的选项。一个成熟的人，他的标准来自他的内心，而大多数人却被环境左右。在做涉及感情、喜好等主观性较强的选择时，最好的方法就是聆听内心的声音。

不管你做了哪种选择，你的某些东西永远不会改变，最终引领你走向目的地的可能并不是某一种选择，而是那些不会改变的东西。

留出时间给你爱的人

留出一些时间给你爱的人，这是最重要的事，不要让工作侵占了你与所爱之人共处的时间。

听音乐

听自己喜欢的音乐有助于缓解你的压力和焦虑，你也可以用这些音乐来帮助睡眠。

创伤事件当下，我该如何面对？

2020年年初，新冠肺炎疫情暴发以来，几乎每晚都有创业者、一线记者、媒体人、政府公务人员，因为失眠、抑郁、焦虑、惊恐而向抑郁研究所求助。这让我们深刻体会到，在当下，大多数人都需要有一个心理医生。

当安全感被打破时，生物稳定性较差、神经活动较活跃的人就会遭受精神创伤。我们在电话里做了很多安抚和陪伴工作，然而这些反复言及的伤痛，都只是为了麻痹和催眠自己。唯一能解决问题的方式不是倾诉，而是清醒过来。

小萧是前不久找到我们的。他的爷爷奶奶在这次疫情中不幸染病离世，他的父亲是位医生，在一线奋战时也被感染了。小萧说他从未体验过如此巨大的无力感，就像梦魇一样将他紧紧地裹挟。虽然他每天从早到晚地做志愿者工作，但还是夜夜失眠，"为什么我不能替爸爸生病？"的念头始终盘旋在他的脑海中。

小萧面对爷爷奶奶的离世和父亲的染病隔离，因为自己帮不上忙而产生了"幸存者内疚"心理。幸存者内疚也被称为"幸存者综合征"，指幸存者对死去的同伴或亲人感到内疚的心理状态。那些在磨难或不幸事件中幸存下来的人，并不像大家想的那样可以幸福快乐地生活下去，相反他们饱受痛苦的煎熬，感到内疚和自责。在自然灾害、恐怖袭击、战争、空难等天灾人祸后常会发生这种情况。

此外，至亲的离世使小萧内心的负面感受瞬间爆发，以致他在短时间内无法承受，这种现象被称为适应性障碍。

适应性障碍是指遭受日常生活的不良刺激后，由于自身具有易感个性，加上适应能力差，导致无法正常生活的状况。其主要表现为：以出现情绪障碍为主，伴有适应不良的行为或生理功能障碍，进而影响患者的社会适应能力，使其学习、工作、生活及人际交往等受到一定程度的损害。

当遭遇重大的负性生活事件时，我们会感到十分难过，控制不好的话甚至会做出自残行为。事实上，我们的内心不是只有"难过"这种感受，而是它更容易被我们感知到。从负性生活事件发生开始，我们的情绪一般会经历以下5个阶段：

1.拒绝/否认阶段

在这个阶段，我们拒绝相信或者承认已经发生的事实，并且告诉自己，生活和以前一样，没有任何改变。比如，有的人在亲人离世之后，仍保留着他的衣物和屋子里的摆设，以营造出这个人没有离世的假象。

2.愤怒阶段

接下来，我们会变得愤怒。表现方式有很多种，比如情绪异常激动和悲愤，觉得世界上真正关心自己的人离开了，留下自己孤苦伶仃、无依无靠。

3.讨价还价阶段

在这个阶段，面对无助和脆弱时，我们的反应通常是讨价还价，认为自己本可以做些别的事情来拯救我们的至爱。比如，"如果……事情是不是就不一样了？"

4.沮丧阶段

这是最难熬的阶段，我们会出现类似抑郁障碍的症状，觉得疲惫、无精打采，会突然失声痛哭，觉得人生没有意义，甚至认为一切都是自己的过错。

5.接受阶段

最后是接受阶段，在经历了失落和悲痛后，我们意识到生活还要继续，并开始接受失去至亲至爱的事实。这时候，我们的注意力会转移到自己的人生规划上来，内心虽然悲痛，但却能继续前行。

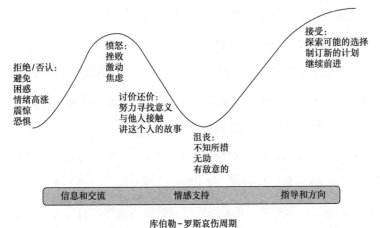

库伯勒-罗斯哀伤周期

区分悲痛情绪和抑郁症，可以依据以下三点：

1.症状持续时间

抑郁症患者几乎总是感到抑郁，但悲痛者的抑郁情绪是有波动的，他们会一阵一阵地感到抑郁。

2.是否接受社会支持

抑郁症患者常选择自我孤立，回避与他人交往；而悲痛者可能会避开热闹的社交场合，但不会拒绝接受亲人的情感支持。

3.社会功能的损害程度

悲痛者仍然可以正常工作或上学，有时还会觉得这些活动可以转移他们的注意力，不会时时刻刻都沉浸在悲痛之中。相比之下，中度或重度抑郁症患者不能去上班、上学或做其他事情。

但是，持续的悲痛情绪有可能发展成抑郁，有抑郁症病史的人可能会因为过度悲痛而致使抑郁症复发。

在经历了失去至亲至爱的悲痛之后，有些人逐渐接受事实，意识到生活还要继续，而有些人则久久沉浸在悲痛情绪中无法自拔。不妨参考以下做法，试着让自己一步一步走出悲痛：

1.承认和正视自己的情绪

每个人应对痛苦和失落情绪的方式不同，重要的是，我们要承认自己的感受及其原因。你可能会感到悲伤、沮丧、生气、受伤、困惑，或者产生其他情绪。这些情绪可能与我们失去至亲至爱并没有直接联系，但它们确实与我们经历过的创伤有关，需要花时间疗愈和恢复。

2.谈论自己的痛苦

即使没有朋友和家人同我们讨论痛苦和悲伤，我们也不需要独自承担。我们可以有选择地参加互助小组，谈论彼此的生活，相互分享摆脱痛苦的经验。

3.谈谈自己的渴望

很多经历过悲伤、愤怒、孤寂的人，会通过抽烟、酗酒、暴饮暴食、物质滥用等方式进行自我调节。这是因为在悲伤的情况下，我们的身体不能产生足够的血清素和多巴胺，所以就会强烈地渴望以不健康的方式来缓冲这种不适的情感状态。我们可以通过谈论自己渴望的某些东西来打发时间，并且创造时间去从事一些替代性活动，比如运动、冲澡、做手工等。

4.创造性地使用自己的时间

人们处理悲伤和失落的方式各有不同，但大多数人都可以找一件有创造性的事去做，把时间和精力都花在上面，而不是一直沉浸在消极的情绪中。

5.悲伤不是一个线性的过程

悲伤的过程有不同的阶段，但它并不是线性的。情绪有起有伏，我们可能在这一刻感到悲伤，下一刻却感到愤怒；有时候觉得自己很好，有时候又觉得痛不欲生。

6.保护自己的身体健康

运动一直是应对悲伤和失落的有益方式，它能够让身体产生多巴胺，让我们感到轻松和愉快。

7.关注自己的精神健康

每个人都会以自己的方式应对悲伤情绪，在这个过程中我们也会更好地理解自己的情绪。

生命对每个人来说都只有一次，这是世间最大的公平。我们都会生老病死，至亲至爱的人也不例外。忍受和体验不可避免的苦痛，正如学习和感受生命中的爱意，也属于生命不可分割的一部分。

那些"差点儿死掉"的人，后来都怎么样了？一位朋友告诉我："在之后的日子里，我连吵架都吵得很认真。"

如果你有伤害自己的强烈想法，可以试着运用这些方法：

- 用红色的记号笔代替利器在手上做标记。
- 击打枕头或垫子，把自己埋在枕头或垫子下，通过尖叫、呼喊等方式发泄情绪。
- 用冰块擦拭曾被自己划伤的地方，或者在手臂和腿的弯曲处放置冰块。
- 在手腕、手臂或者腿上绑橡皮筋，当情绪无法自持的时候，轻轻地拉弹橡皮筋。
- 洗冷水澡。

如果你还是控制不住做了伤害自己的事，但之后又后悔了，该如何救自己呢？

- 远离酒精和毒品，它们可能会让你做出更加极端的事情。
- 接种最新的破伤风疫苗。
- 不要在极度痛苦的时候自残，否则伤害更大。
- 学习基本的自救知识。
- 当自残发生的时候，想想怎样才能快速得到帮助。
- 冷静的时候做一些能让自己保持专注的事情，比如清洁屋子、健身等。

抑郁症患者如何拥抱爱情

美国心理学家罗伯特·斯腾伯格的"爱情三角理论"指出，完美爱情需要同时具备三个要素：激情、承诺和亲密。

我们不羞于谈激情，也敢于去承诺，却总学不会亲密。这是深度关系里的爱无能，也是深度关系中的爱缺失。

人本主义心理学家罗杰斯告诉我们，每个人都具备充足的内在资源，只要处于绝对安全的环境，让个体没有理由调动防御机制，向上的力量就会破土而出。爱无能，实际上是由于无条件的积极关注的缺失，资源未被调动起来，种子缺少阳光雨露的滋养。任何深度关系的建立，都需要在保存个体完整性和个性的前提下，相互付出爱。

好的爱人可以帮助伴侣治愈原生性格的缺陷，强化精神抗体，并提升伴侣对幸福的感知力，降低伴侣对抑郁的易感性。

相较于正常人，对学习、事业、生活都缺乏热情的抑郁症患者，在情感里更容易爱无能。但对抑郁症患者来说，他也需要医生和药物，而不只是一个爱人。

所以，他不应该因为自己生病了，就把对方当作解药。没有任何一种选择或一个人，会是抑郁症患者的终极解决方案。无论是抑郁症患者还是正常人，建立健康的情感关系都要具备两种能力。一种是遇到爱的能力：

1. 要有让对方看到自己的能力；
2. 遇到他后要有承接爱的能力；
3. 缔结关系后要有持续维系深度关系的能力。

另一种是主动爱人的能力：

1. 有表达爱的能力；
2. 有持续爱的能力；
3. 有让对方需要我的惯性。

等待是大多数爱无能患者的状态，并且绝大部分人都没有遇到"天生对的人"的好运气。与其绝望地叹惋没有爱的运气，不如拥有更高阶的爱人的能力。

在知乎上搜索"我想和抑郁症患者谈恋爱，有什么建议吗？"，你会发现类似这样诚意十足的发问却没有行之有效的建议，因为几乎所有的回答都简单明确：不建议恋爱。

我不能让我的后代天生就携带精神病的基因！

我知道自己身边的人有抑郁症，我只是出于本能地远离他们，我不知道该怎样和他们说话。

恋爱对象难道不是优中选优吗？我为什么要找一个心理有问题的恋人呢？

真相往往是残酷的。面对抑郁症患者，大多数人都选择疏远、逃避，哪怕他们是朋友、同学、同事，甚至是有血缘关系的亲属，也少有人能做到真正的陪伴，更不用说和患者建立一段恋爱关系了。一谈到抑郁症，人们总是下意识地联想到自杀或精神疾病发作时的一些负面事件，这在客观上造成了抑郁症患者很少获得陪伴的状况，毕竟不是所有人都有勇气承担这些。几位来自抑郁研究所病友社群的患者跟我们分享了他们的情感现状，从中我们可以真实地了解抑郁症患者的恋爱经历。

确诊抑郁症后，跟我谈了5年恋爱的男友退婚了

七七

我们大学时就在一起了，感情还不错，本打算今年结婚，我却被确诊为焦虑型抑郁症。

之后他的家人对我的态度发生了彻底的改变，他们都认为我是精神病，会遗传给孩子，还说我服用的抗抑郁药物对身体伤害很大，不适合生育。简而言之，他们判定我已经不适合做一个"好妻子"了。没想到，在家人的怂恿下，他也妥协了，并在我最困难的时候抛弃了我。5年的感情在疾病面前变得那么那么不堪一击。他说出分手的那一刻，他们都解脱了，而我却跌入了无底深渊……

我连自己都讨厌，又怎么配去爱别人

wingkii

我每天都觉得很累，没力气做事，对情感反应冷淡，更没有动力去谈恋爱。自从被确诊为中度抑郁症，我开始变得无比自卑，完全不记得曾经的我是个无人不夸的好孩子，大家都喜欢我。现在我得了抑郁症，他们一定会觉得我是个怪人。上周师兄向我表白，我拒绝了他，我不知道他是不是出于同情，更不敢想象在爱情里的我会如何无理取闹。我是个病人，我讨厌自己，我

不会被他人理解，更不值得被他人照顾。既然如此，我为什么还
要去拖累别人呢？

半夜从噩梦中惊醒的时候，我也想要拥抱和安慰
冉再晴

一个人去医院开安眠药，还要遭受异样眼光的日子，我真
的过够了。作为抑郁症患者，其实我更希望得到除亲人、朋友之
外，来自伴侣的理解和陪伴，在哭的时候有个肩膀依靠，在倒下
的时候有人支撑，在最困难的时候有人帮扶。我也希望半夜从噩
梦中惊醒的时候，有个人能温暖地拥抱我、安慰我。我觉得我的
爱情观有点儿畸形，尽管我发病时歇斯底里的样子很恐怖，但我
也希望对方愿意无条件地接纳我，从心底里疼爱我。不过，反过
来想想，如果我是一个正常人，我可能也做不到无条件地接纳一
个抑郁症患者吧？所以，我的情感乃至整个生活状态基本上是得
过且过，因为表现得像一个正常人已经花掉我太多力气了。

分手吧，别耽误你妈安排好的和正常女孩的相亲
牛奶布丁

虽然我自己也身处一段爱情之中，但其实我觉得抑郁症患者

不太适合谈恋爱。一是相较跟正常人谈恋爱，对方要给予我更多的耐心和关注，这对他而言很不公平。二是相较正常的女孩，我更加敏感，更害怕对方不爱自己或者嫌弃我有病，但又舍不得分开，结果搞得双方都筋疲力尽、痛苦不堪。所以，我思来想去，最终对他提出了分手。那一刻，我好像放下了心里的一块大石头，既没有对这段感情的不舍，也没有失去恋人的忧伤，而只有一种自由的感觉。放过自己，也放过他。

在抑郁研究所的病友社群中，这样的故事并不少见，后台的抑郁树洞也经常收到此类倾诉。爱情这个甜蜜的关键词与很多抑郁症患者表现出的冷静和渴望不但丝毫不冲突，而且同样让我们惊讶。曾经有一位来访女孩在聊到她患了抑郁症的同事时这样说：

我才知道，有些人真的只会考虑别人的感受，而压抑自己的真实情感。他们傻傻地认为，只要大家都开心，他们就会很开心。但是这完全是错的！我们不能因为他们的善良和不善表达，就把他们的付出当作理所当然。在享受他们的温柔的时候，我们也应该回馈同样的细心与关爱，才不会压垮他们。

其实，爱情的本质依然是一种亲密关系，恐惧或担忧只是病情在亲密关系中投射的场景。很多患者是由于原生家庭不幸福，在成长环境中埋下了抑郁的种子，才会得抑郁症。但在后天认知培养的过程中，爱情和亲情、友情的不同之处就会逐渐暴露出来。爱情这种亲密关系之所以特殊，是因为它跟朋友关系、工作关系完全不一样。在和同事、朋友的相处中，人们可以通过后天习得或者人格上的伪装，塑造出想在那个社交环境中展现的自己。可一旦进入爱情，人们就会回到在原生家庭中的样子，曾经的创伤里藏匿着的敏感、脆弱、多疑会一股脑地冲出来，展现在那个自己最信任、最爱的人面前，这是人类的爱本能。爱一个人，就像大脑感冒了一样，是没办法伪装的。

抑郁症患者那些甜蜜的爱情

在知乎的一个提问"跟抑郁症患者谈恋爱是什么感受？"之下，不乏一些甜蜜的回答。

就像捡到一只脏兮兮的流浪狗，只想今后一直保护你。

听你听过的歌会难过，都怪我没有早点儿出现。

爱你就是即便害怕，也咬着牙把你抱在怀里说"没事，有我在"。

虽然爱情本身足够美妙，但不要只看到美好的一面而忽视了患者的敏感。出于病理原因，抑郁症、焦虑症患者在面对负面事件的时候，承受能力比常人要低得多。如果再遇到一段不健康的感情，原本脆弱的心理状态很有可能就会雪上加霜。失恋更容易使抑郁症患者患上"创伤后应激障碍"，甚至做出伤害自己的行为，这样的事在社会新闻中屡见不鲜。

和患有抑郁症的人谈恋爱从来就不容易。很多时候，你不仅需要关注他的症状，帮助因为病症而身陷黑暗的他，也需要照顾好自己的身心健康。有一个患抑郁症的伴侣，有时会让你觉得孤单和沮丧。而当处于一段正常的恋爱关系中时，人们通常会找对方寻求情感的帮助和支持。但考虑到伴侣的心理健康状态，他对你的情感支持基本上不存在，或者非常薄弱，这会让你感觉孤立无援。

你甚至还要考虑，向伴侣寻求情感支持的行为可能会导致他的症状恶化。所以，在这段关系中，你需要时刻小心，不要让你的某些言语刺激到他。

但抑郁症患者也可能不像你想的那么脆弱。精神病学家和哲学家尼尔·柏登指出，一个患有抑郁症的人可能正在努力地搞清楚生活的意义，他只是想在人生的旅途中尝试更多东西。

你还需要知道一点，一个人在身患抑郁症的时候，他最想要的可能是独处，但这并不影响爱人、朋友去关心他，有时候他人的关心往往也是十分有益的良方。越来越多的研究认为，抑郁症的根源之一是患者在社会、家庭中缺乏联系，经常感到空虚和脱节。得了抑郁症的人往往不想给其他人造成任何负担，与此同时，他们的亲友希望他们能够成功地控制自己的抑郁症，不去影响其他人。但是，恰恰相反，独处往往会加重抑郁症状。

除此之外，抑郁症患者会对其他人的感受和行为非常敏感，所以你需要关注他的感受，为他设定清晰、有尊重感的界限，询问他想要什么、不想要什么，不把自己的想法强加给他。你可能无法想象，你的陪伴对他来说有多么重要，因为对他来说，你的陪伴可能就是最好的抗抑郁药物。

在抑郁研究所的病友群中，有个女孩给她男朋友取的备注名就叫"氟西汀"。她发朋友圈时会说："我的男朋友像个小太阳，每天给我补充5-羟色胺。"

接纳自己的伤疤

得了抑郁症并不代表你是不完整或脆弱的。你也可以有自己的兴趣爱好，而且你要记住，你有能力给予爱和接受爱。虽然很多时候你的情绪很消极，但你不会轻易向抑郁症低头，你和所有人一样，都期盼着病症可以治愈。

当你莫名悲伤时，静静地让他陪在你身边就好，不需要什么心灵鸡汤，甚至不需要说话，因为陪伴本身就有着很好的疗愈作用。接受那些曾经的伤疤和阴影，把它们看作你的一部分。直面痛苦而不逃避，才不会错过幸福，而这一切都是你自己拥有的能力。你不需要凭借谁的帮助来获得幸福，你的悲欢与所有人有关，但并不由他们决定。试着去理解自己爱的人，理解是信任的基础，你信任他是因为你信任自己，相信自己的判断和选择是对的。

成为自己，才可能拥有幸福，不要委曲求全，因为不平等的恋情注定不会长久。

如何与抑郁症患者建立一段恋爱关系

不要以拯救者的身份进入一段关系

你的特别之处不是你自认为的被他人需要的程度。你可能会因为你所"拯救"的人没有进步而耿耿于怀，也会因为他对你没有感激之情而愤愤不平。但是，他也可能会因为你试图改变他而不满。因此，试图通过一段关系来改变或者拯救一个人，很可能会造成消极的影响。

学会区分他说的话是真是假

有时候他在吵架中提出分手，可能是在采取一种被动的策略，测试你维护这段关系的决心，或弄清楚你会不会因为他的病症而离开他。如果他很冷静地提出分手，那么他可能是认真的，因为一般来说，他这么说是需要鼓起很大勇气的。不要觉得这只是抑郁症在作祟，因为这可能会给你不切实际的希望。

为了他好，有些事情必须要做

处在一段恋爱关系中的你一定是珍爱他的，但仅有爱还不够。为了让这段关系健康地发展下去，有些事情是你不得不做的：

- 双方都要对自己的生活负责，也就是说，你不能为他的抑郁症负责，也不能为他的幸福负责。
- 双方都要尊重对方，而不要相互指责。
- 如果你的伴侣告诉你他想结束这段恋爱关系，你可能不应劝阻他。你不能强迫他爱你，或者勉强维持一段恋爱关系。

明白爱不是万能的

对过去的执着可能会阻碍你和他的成长，你必须认真倾听你的伴侣在说什么，而不是只听你想听的那些。要学会生活在现实中而不是自己虚构的世界中，无论你在一段关系中经历了什么，你都不是一个人，很多人都在经历着同样的挣扎。希望这些经验能帮你重拾爱与被爱的信心，愿你也能遇上那位真心爱你的伴侣。

爱情本身就是一种有效的疗愈

对很多抑郁症患者而言，他们并不需要我们做出各种努力让他们开心起来。相反，这会让他们压力陡增，甚至觉得亏欠对方，产生自我怀疑。

　　只要以平常心陪伴在他们身边，一起旅行、散步，多沟通，让他们感受到自己存在的意义就足够了。在日本电影《丈夫得了抑郁症》里，女主角陪患有抑郁症的丈夫做饭、说话，在轻松的日常相处中，两个人都感受到了生活的快乐。其实爱情本身就是一种有效的疗愈。

精神病院的真实样子

　　提起精神病院，不论是患者还是普通人，反应都惊人地一致：恐怖、阴森、人格丧失、无尊严的监禁。抑郁研究所社群中曾有位病友直言："我不想去看病，我怕自己被当作怪物关起来。"

　　在很多影视作品中，精神病院经常被刻画成一个悬疑事件频发的地点，这进一步加剧了恐怖印象和错误认知的传播。为了帮助大家了解真实的精神病院，抑郁研究所的工作人员决定替患者去医院走一趟，弄清楚一条完整的就诊路径是什么样的，真正的精神病院又是什么样的。

　　为此，我们特地选择了大众点评网上精神科分类最受关注的医院——首都医科大学附属北京安定医院，它也是全国最早的公立精神专科医院之一。

走进安定医院的分诊大厅，首先映入眼帘的是一台橙红色的早餐车。患者和家属有秩序地排着队，并不像网传的"乱哄哄，没有秩序"，售卖早餐的工作人员态度也很友好，会尽量满足患者的个性化需求，并不像大家以为的"不尊重患者和人性化缺失"。

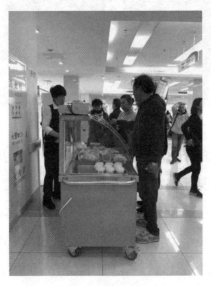

北京安定医院分诊大厅

上午十点三十分，每台挂号机前平均有1个人，有志愿者会协助患者挂号，但医院大厅和室外等候区基本处于满座状态，若更多人前来就诊，可能就需要排队了。挂号后患者可以去相应的诊室就诊，每个诊室门口平均有3~5人等候，气氛并不像我们想的那么沉闷。在睡眠科室的等候区，经常会看到一个有意思的现象：患者在等待叫号的过程中基本上都在"补觉"。

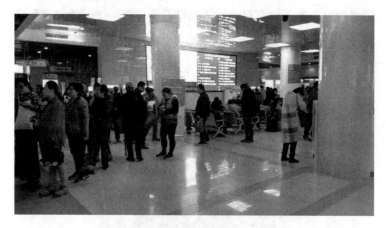

北京安定医院挂号大厅

位于西边的急诊区更符合大家对精神科医院的刻板印象。我们一进门就看见一位满头银发的奶奶带着表情呆滞、看上去明显异于常人的孙子，这个孩子一言不发，眼睛总是盯着走廊尽头的拐角处。

如果你以为这只是个例，那你就错了。在短短15分钟之内，我们发现了三名青少年患者漫无目的地在走廊游荡，其中一个男孩一直盯着墙上的禁止吸烟标志看。

他们的共同点体现在脸上：蜷缩在一起的面部肌肉像冷凝的岩浆，只有真正见过那张脸你才会明白，"没有表情"本身就是一种表情——不是不开心，是真的"不会"开心。

在走廊尽头的急诊等候大厅里，9人中有5人是老者，看样子都是从外地带孙辈来北京看病的。只有一位老奶奶在手机上看着什么，其他人则一直在座位上休息，没有交流，没有动作，也没有表情。偶尔走过几位行色匆匆的医生，身穿白大褂，手持病历单。门口附近的保安腰上别着警棍，双手抱胸，倚着门框，也许他们已经见惯了这样的场景，丝毫不觉得奇怪。

在走廊尽头的电梯厅，我们偶遇到这样的一幕：两位看起来像夫妻的中年人正在和医生讨论，有没有办法可以把一天的治疗费用降到200元钱，但医生表示为了保证治疗效果不建议减少费用。男人询问医生能不能给他留个电话，这样就不用每次看病都挂号了，但医生回绝说，医院规定不允许留私人电话给病人。那一刻，这对中年夫妻的心里似乎十分痛苦，他们只是希望能尽可能减少一些看病的花销。

上到二楼，患者一般都会先去做一套自评量表，以帮助医生更好地确认他们的精神状态和问题所在。我们在科室门口的走廊里发现有一位病友蹲坐在地上，看着手机屏幕念念有词，原来他正在低声吟诵《圣经》。

二楼的大厅和另一片楼区之间是一段宽敞的连接天桥，从这里看楼下的景色和路况一览无余。我们也意外发现了暖心的一幕：在楼下的绿化带休息区，一个男孩十分温柔地蹲在一个女孩身前安慰她，男孩一边搓着女孩的手心，一边说着安慰她的话。

不一会儿，女孩破涕为笑，两人牵手离开。

走过这段连接天桥，可以直达三区病房。这里都是身着病号服的患者，专门有人集中看护饮食起居。透过窗户可以看到他们在比较有序地拿着餐盘排队打饭，每个人的就餐位置都是固定的，不能随意更换座位。有一位阿姨问一个误坐了她的位置的患者："这是我的位置，你怎么能不听医生的话呢？"

在病房外的墙上，悬挂着"家属告知"和"探视须知"，详细说明了探视规则和禁止带入病房的危险品。

离开的时候，我们在一楼的座位区休息了一下。就在这短短的15分钟里，我们又听到了一个病友的故事。

在我们座椅的旁边一排，有两位阿姨在交流各自孩子的病症和治疗经验。其中一位阿姨说："我女儿说她恨她爸，这么多年都没怎么陪过她，我告诉她：'你不能恨你爸，你爸都是为了你，他自己舍不得花钱，都拿来给你治病了。''可是我不需要，我也不需要他给我买好吃的，我就想他跟我多说几句话，16年了，他一共没和我说过几句话，我只希望有个能陪我说话的爸啊！'"说着说着，阿姨的声音哽咽了。根据她的讲述，她是和姐姐一起带着女儿来北京看病的，她的丈夫常年在外地打工，很少有时间陪伴妻女。

在回去的路上，我们打开大众点评网，搜索并浏览了患者对精神病院的各种评价。有些患者把医院视为"续命中心"，去医院就像回家；有些患者把医院当作"寂寞忧伤时的疗伤圣地"；还有患者用"600号星巴克"来描述精神病院，把它当作休闲放松的地方。

我们发现，无论是在线上社群里找寻治病经验的患者，还是去精神病院勇敢问诊的患者，都有着同样的渴望。他们也许神态不同，有怆然，有冷静，有习以为常，有默默等待，他们也许心境不同，有悲伤，有嬉笑，有喋喋不休，有积极乐观，但其实他们都一样，有着最简单、最纯粹、最直接的诉求：治愈和康复。

虽然我们没办法完全听懂各地患者的方言，但我们能从他们的语气中听出关心和急切，情绪不会骗人。他们只是精神病院里的普通人，只是你我身边普通的一员，他们只希望能好好地活下去。

给琼瑶剧里的人物诊断精神疾病

琼瑶剧中有许多令人印象深刻的角色，有时我们会下意识地觉得剧中的人物"不太正常"，那么他们到底患了哪种精神病症呢？

我们将从心理学角度分析一些主要角色的异常心理与行为症状，依据他们的人口学档案、个性特点、行为模式及他人评价，对这些角色的外显症状做出阐述。希望通过分析，能让大家对精神疾病有更深刻的了解。

抑郁研究所
门诊病历卡

姓名	如萍	性别	女
个人资料	20岁，非独生女，有哥哥、妹妹和弟弟，大学在读，家庭条件好，信仰天主教		

性格描述：偏执，以自我为中心
疑似症状：钟情妄想，自恋型人格障碍倾向

如萍明知道自己的妹妹依萍已经和书桓确立了恋爱关系，还对书桓撒娇，坦露心迹。趁着依萍不在，如萍企图让书桓"回头是岸"，哪怕"脚踏两只船"也行。此时的如萍已经陷入了对书桓的"钟情妄想"，坚信对方喜欢自己。

就算依萍在场，如萍也会利用自己的家境优势"不经意地炫富"，企图让依萍知难而退，认为自己"配不上书桓"。这种从小泡在蜜罐里长大才会有的自恋人格障碍，是依萍永远无法理解的。

✚

抑郁研究所
门诊病历卡

姓名	紫薇	性别	女
个人资料	19岁，乾隆皇帝私生女		

性格描述：温柔，善良，易感伤
疑似症状：表演型人格障碍

诊　断

表演型人格障碍的形成与基因、家庭环境有关。在缺乏关爱与期望的家庭中成长的孩子，更易发生表演型人格障碍。

紫薇的成长环境中一直缺乏像父亲这样的男性角色，让她缺乏安全感。紫薇抓住各种展示自己才华的机会，弹琴唱歌、吟诗作对，都是为了引人注意。她楚楚可怜的样子也为她博得了很多人的同情和怜爱。

与小燕子的易怒不同，紫薇其实也存在情绪化的问题，但她的哭诉让人不容易意识到她只是在发泄情绪。此外，紫薇给菜起名字、跟马交流，也是典型的表演型人格障碍的表现。

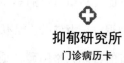

抑郁研究所
门诊病历卡

姓名	依萍	性别	女
个人资料	20岁，非独生女，姐姐早夭，大学辍学，歌女，家境窘迫		

性格描述："像刺猬一样的人"，脾气暴躁，非常较真，敏感多疑
疑似症状：偏执型人格障碍

诊断

依萍的悲惨经历让无数观众同情落泪：原生家庭破裂，被逐出豪门，有音乐天赋却为了养家糊口而辍学当歌女，母亲不理解她，父亲看不起她。

她知道母亲是一个逆来顺受的人，所以她不得不让自己变强大，对亲生父亲的仇恨在她心里埋下了偏执的种子。被赶出家门的仇恨，被横刀夺爱的仇恨，在极度缺乏安全感的依萍身上不断发酵，以至于她一心要复仇，要"笑着看你们每一个人哭"。

依萍在自己家庭很困难的时候，也不愿意开口向朋友求助，因为她强烈的自尊心不允许她这样做。当朋友好心帮助她时，依萍心里想的并不是"有这样的朋友真好"，而是"连骄傲和自尊都被人抢走了"。

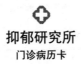

抑郁研究所
门诊病历卡

姓名	小燕子	性别	女
个人资料	18岁，在京城卖艺讨生活的穷苦孤儿		

性格描述：活泼开朗，古灵精怪
疑似症状：攻击型人格障碍，躁狂症

诊　断

小燕子的情绪急躁易怒，自控性差，行事鲁莽且无计划，心理也明显不成熟。其他人总在对她说"小燕子你冷静一点儿"，这表明她具备攻击型或者冲动型人格障碍的典型特征。

小燕子对"武功好"的人有极大的认同感和崇拜感，因为与周围的才子佳人相比，她的文化水平低到令她自卑，因此她想练一身很好的功夫来弥补自己在文化方面的不足。家庭教育的缺失使小燕子从小就沾染了一身江湖习气，这也是造成她攻击型人格障碍的重要原因。

抑郁研究所
门诊病历卡

姓名	李可云	性别	女
个人资料	23岁，独生女，家境窘迫，孩子夭折后精神崩溃		
性格描述：有一颗细腻而感性的心，敢于为爱付出，难以承受重大家庭变故			
疑似症状：应激障碍引发精神分裂症			*诊 断*

可云的一系列人生经历几乎完全符合急性应激障碍的致病因：未婚先孕，爱情破裂，子女夭亡，长期被关在家中，与外界隔绝。病情持续时间过长，每次发病时只是被家人粗暴地用绳子捆起来，这些是可云患上精神分裂症且多年未治愈的主要原因。

孩子夭折的创伤情境和当时的心理感受反复出现在意识里，导致可云总是产生"被火烧""谁来救救我的孩子"之类的幻觉。

在紧绷的精神状态下，麻木、反应迟钝、意识下降、选择性失忆等症状让她几乎无法承受，认为只有"死才是唯一的解脱"。

抑郁研究所
门诊病历卡

姓名	何书桓	性别	男
个人资料	独生子，25岁，大学毕业，记者，家庭条件优越		
性格描述：优柔寡断，追求完美，圣母心态			
疑似症状：选择恐惧症，并伴有自罪妄想和关系妄想行为			*诊 断*

何书桓性格优柔寡断，对感情也谈不上专一。和依萍吵上一架，转头就和如萍订婚，还要站在"希望我们之间还是好朋友"的道德制高点，充分展现了情场老手的前瞻性与战略部署。

抑郁研究所
门诊病历卡

姓名	蒙丹	性别	男
个人资料	24岁，贵族子弟，含香的初恋情人		

性格描述：深情而自私，占有欲强
疑似症状：躁狂，易激惹

诊断

从躁狂症的社会因素角度看，失恋是造成蒙丹躁狂行为的最主要原因。

蒙丹的注意力很容易被与含香有关的事情吸引，他行为鲁莽，言语急促，难以安静下来，甚至有伤害朋友的行为，这些都是躁狂发作的典型行为表现。

抑郁研究所
门诊病历卡

姓名	傅文佩	性别	女
个人资料	大家闺秀，被强抢入司令府，被赶出家门后靠替人洗衣服养家糊口		

性格描述：任劳任怨，从不争取，和女儿一起被赶出家门还替丈夫说好话
疑似症状：斯德哥尔摩综合征

诊断

傅文佩是陆振华的第八房姨太，也是最与世无争的一个。在她看来，只要是丈夫说的话，自己就要无条件服从，无论对错。

她本是大家闺秀，被强抢入司令府，在和女儿一起被赶出家门后还替丈夫说好话。女儿看不过去，替她争辩，而她的回应只是："为什么不少说两句呢？"

她对丈夫的感情像极了"斯德哥尔摩情结"。从她对司令一家的态度可以看出，她对丈夫心存"感激"和"崇拜"，而她对依萍的劝阻则像人质对救援人员的抵抗。

✚

抑郁研究所
门诊病历卡

姓名	绿萍	性别	女
个人资料	舞蹈家，汪家大女儿，因车祸失去了一条腿，和妹妹爱上同一个男人		
性格描述：自强自立，从不认输 疑似症状：抑郁转双相情感障碍			诊断

绿萍谈恋爱，却被妹妹横插一脚，她因为车祸失去了一条腿，无法再跳舞，性格也发生了极大的改变。绿萍刚开始只是有抑郁症状，后期因爱生恨，转变成双相情感障碍患者，表现出情绪起伏强烈、易激惹、轻躁狂发作等症状。

第三部分

关于抑郁症的常见问题与误区

抗抑郁药物会不会让人发胖?

我们有时会听到某人说他因服抑郁症药物胖了很多,于是心中不免会产生这样的疑问:服用抑郁症药物一定会让人发胖吗?如果是这样,我是不是不应该吃药?

有些药物的副作用确实会让人发胖,在治疗阶段长胖20斤对有的抑郁症患者来说是有可能的。但是,并非所有的抗抑郁药物都会让人长胖。

新一代抗抑郁药物已经基本上规避了这类副作用,只有少数药物还存在增加体重的副作用。而传统药物由于不良反应较大,临床应用越来越少。

抗抑郁药物和抗精神疾病药物一样,工作原理都是通过阻断脑内神经递质受体来实现脑内化学物质的平衡。但是,部分抗抑郁药物在阻断神经递质受体时会导致摄食中枢无法正常工作，造成食欲增加。

而且，抗抑郁药物有镇静作用，会使患者的活动需求减小。食欲增加，而活动量减少，发胖的可能性就比较大。

此外，并不是每个吃了有增重副作用的抗抑郁药物的患者都会发胖，因为不同的人对药物的代谢、耐受情况不同。有的患者会维持之前的体重，甚至减重。

因服用抗抑郁药物发生的肥胖，会在药量减少或停药之后逐渐消失，患者往往会回到之前的体重水平。伦敦国王学院的拉斐尔·加福博士及其合作者借助英国临床实践研究数据库，对近30万名成人（136 762名男性，157 957名女性）进行了长期跟踪调查，于2004—2014年对他们的体重至少评估了3次。排除干扰因素后，研究者分析了调查期间体重增加超过5%，以及发展为超重或肥胖的人所占的比例。

如图所示，服用抗抑郁药物后，体重增加的相对风险的升高可持续至少6年。换言之，在用药后的6年时间内，患者体重增加的风险显著高于对照组。值得注意的是，这一现象在用药第二年和第三年表现得最明显。比如，在用药第二年，每27名患者中就会有一名的体重增加比率超过5%。

而大部分患者的体重长期来看是不会受抗抑郁药物影响的。服用抗抑郁药物造成的肥胖一般都是暂时的，好好治病、早日康

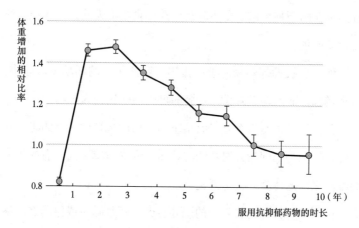

服用抗抑郁药物的时长与体重增加的相对比率

复才是抑郁症患者应该优先考虑的事。

　　而如果患者因为服用抗抑郁药物变胖了，是不是可以马上减肥瘦身呢？不是不可以，但进行饮食调整可能会造成暴饮暴食，进而加重抑郁症。因此这个阶段的饮食调整应更加谨慎科学，可以增加蔬菜、水果的摄入量，少吃垃圾食品。但不建议通过减少食物摄入、不吃晚饭或任意一餐、强行催吐等方式减肥。

　　运动被证明对抑郁症的治疗有积极作用，建议患者多进行散步、瑜伽、跑步、游泳等非对抗性运动。相较控制饮食，运动是对抑郁症患者既安全又有效的保持体重的方法。

治疗抑郁症要花多少钱？

　　抑郁症治疗有时花销巨大，很多病友还受过误导，白花了很多冤枉钱，却没有得到良好的治疗。在知乎上搜索抑郁症的治疗费用，动辄成千上万，让很多病友望而却步，以致延缓了康复进程。

　　为了帮助更多的病友能用尽量少的花费完成治疗，我们梳理总结了抑郁研究所上百个社群中关注度最高的省钱途径，包括药物治疗、医保报销、心理咨询、保险赔付等方面，希望能帮助大家早日康复。

　　一般情况下，抑郁症治疗包括以下四种花销：

　　药物花销：如已经确诊抑郁症，可以在户籍所在地的公立医院免费领取二级医保乙类药物，包括常见的抗抑郁药物，具体名单需要结合当地政策向医院咨询。

心理咨询花销：国内心理咨询主流价位为600~800元/次，经验丰富、个案时间长的资深心理咨询师为2 000元/次左右。

褪黑素等保健品花销：市场上常见的褪黑素一般为100~200元/瓶，大致为一个月用量。（包含褪黑素在内的保健品不属于治疗必需的处方药，需视个人情况和病症服用。）

住院花销：抑郁症患者若住院一般需要3~6个月的治疗周期，平均每个月1万元以上。

药物治疗具体要花多少钱？

病友在确诊抑郁症后，在生理上由于去甲肾上腺素和多巴胺降低，有时需要通过服药来控制和稳定体内的化学水平。药物治疗也是目前治疗抑郁的主要方法，尤其是中度以上抑郁症。具体采用哪种药物需主治医生根据病友的个人病史、遗传因素、疾病程度、躯体症状等决定。

为了更好地帮助大家梳理用药价格和费用减免政策，我们采访了几位抑郁研究所社群内具有不同症状、来自不同地区的病友，更直观地向大家展示到底要花多少钱：

木木，硕士在读，抑郁症确诊2个月

我还在上学，学校校医院没有精神科，一直是在精神卫生中

心看病，拿着单子到学校报销。

现在每月的花销是：两盒盐酸舍曲林分散片（每盒14片，35元），一盒半奥沙西泮（每盒20片，60元）。

医生首诊比较贵，之后的挂号费只有8元钱，每个月加上挂号费不到180元。

用药情况：盐酸舍曲林分散片，每天2片；奥沙西泮，每天1片。

用药花销：约180元/月。

阿竹，国企员工，患精神分裂症10年

多年来我服用的稳定剂都是碳酸锂缓释片，开始发病的时候吃的是利培酮。每月大概需要一瓶碳酸锂缓释片（66元/瓶）和两盒喹硫平（50元/瓶）。

我会用医保挂普通号（三甲医院医保挂号每次15元），药费报销一半。医院每次只会给我开半个月的药，一个月去两次医院。算下来的费用是113元。

用药情况：碳酸锂缓释片，每天3片；富马酸喹硫平片，每天2片。

用药花销：113元/月。

小橙，上班族，患双相情感障碍，需终身服药

我住院治疗过两次，已被登记在严重精神障碍管理系统里，

现在吃药不花钱，国家会发免费的药品，定期领取就可以。

我现在每天服用1片奥氮平（10mg/片）、8片氯氮平（25mg/片）。没有领到免费药品之前，加上挂号费我每个月大概要花500元（包括大概4盒奥氮平、3盒氯氮平的费用）。

用药情况：奥氮平，每天1片；氯氮平，每天8片。

用药花销：免费。

抗抑郁药物可以用医保报销吗？

按照国家医保及新农合报销政策，精神分裂症与抑郁症都属于精神类疾病，属于特殊病种，是可以在住院期间到社保局进行报销的。具体药物和报销比例各地区政策不同，建议病友到当地社保局进行咨询，得到具体的指引。

最简单、最有效的方式是前往户籍所在地的精神卫生中心，领取医保相关政策的小册子，上面会记录最新的药物清单。

以抑郁研究所重庆社群一位病友的用药史为例，米氮平、度洛西汀两种药都包含在报销范围内，自费比例仅为10%。但如果服用安非他酮，自费比例则是100%，医保不予报销。凭借精神科住院证明，可向医保局申报慢性病补助，到医院买精神科药物就可以报销70%，一年1 000元封顶。需要注意的是，住院报销一般必须是在本地医院就诊才生效，异地报销需参考各省市政策。

抑郁后失业或休学，我该怎么办？

若担心自己或亲友因失业或休学而正常生活没有保障，可以根据自己或亲友的情况酌情办理残疾人证、失业证。具体的办理流程和所需资料可以在"国务院客户端"微信小程序上查询。

根据目前的伤残评定标准，残疾人证主要是针对造成不可逆性精神损伤的重性精神疾病。重性精神疾病主要是指精神分裂症、躁狂症、重度精神发育迟滞等不可逆精神疾病。然而，抑郁症通过药物治疗和生活调理可以完全恢复正常，所以就不属于精神残疾。建议抑郁症患者先去精神专科医院做一个疾病鉴定，之后根据鉴定结果判断是否能够办理残疾人证。

残疾人凭残疾人证在国内享受如下优惠：

可优先购买火车票、飞机票，并优先搭乘，市内公共汽车免费，其随身必备的辅助器具可免费携带。

残疾人专用交通工具可就近免费停放。

残疾人就医时优先挂号、就诊，盲人、双下肢残疾人、多重残疾人免交挂号费。

残疾人可免费进入博物馆、纪念馆、科技馆（宫）等场所。

使用收费公厕可免费。

影剧院、体育场(馆)可享半价优惠。

办残疾人证需要的材料包括：申请人的身份证、户口簿，二寸免冠照片六张，《中华人民共和国残疾人证申请表》,《中华人民共和国残疾评定表》。

需要注意的是，残疾人证就算办理下来，也需要考虑后果，因为因精神残疾办理残疾人证的人是没有民事行为能力的，不能结婚、离婚，甚至名下房产也要写在监护人名下。

抑郁症病友若办理失业证需在法定劳动年龄内，有劳动能力并有就业愿望，前往街道的居民户口管理部门进行失业登记（此失业登记视为求职登记），办理失业证。

办失业证需要的材料一般包括：身份证原件、户口簿原件、婚育证明、小一寸照片2张。各类人还需要出具以下证明材料：毕业证书、学校证明、退学证明、解除劳动关系证明、《职工劳动手册》本人档案、工商部门发给的证明、解除挂靠关系证明、社区居委会出具的失业证明。

心理治疗需要和药物同步进行

心理治疗是抑郁症治疗过程中必不可少的一项解决方法，且通常需要比较长的一段时间才能见效。通过心理治疗一般可以让抑郁症患者得到效果显著的改善，尤其是青少年患者。正规精神科医院的医生都会在药物治疗之外，要求心理治疗同步进行。

《严重精神障碍发病报告管理办法（试行）》将严重精神障碍

发病报告的范围界定为符合精神卫生法第三十条第二款第二项，主要涉及病种有精神分裂症、分裂情感性障碍、持久的妄想性障碍（偏执性精神病）、双相（情感）障碍、癫痫所致精神障碍、精神发育迟滞伴发精神障碍等6种。这6种疾病的药物治疗按照国家规定几乎可以免费，每个月按不同程度还可享受几百到两千元不等的补贴。

北京和深圳将心理咨询纳入医保范围

2016年10月，北京开始试点将心理咨询纳入医保。北京海淀区卫计委为首批34个社区心理咨询室授牌，心理咨询服务根据心理咨询师的职称级别，服务1小时收费在30元到60元不等，相关服务均纳入医保。

2018年5月，深圳市人力资源和社会保障局发布的《关于"心理治疗"和"心理咨询"市场调节价医疗服务项目医保支付标准的公示》拟将"心理治疗"和"心理咨询"纳入医保支付范围。公示显示，心理治疗医保支付标准为120~160元/次不等，心理咨询医保支付标准为45~65元/次不等。

抑郁症能购买保险吗？

很多病友担心有抑郁症的记录投保会比较难。抑郁症患者的承保风险较大，保险公司没有能力去评估抑郁症患者复发的可能，所以大多数保险公司都会拒保。

一些保险公司对于在急性期或者末次发作距今一年之内的抑郁症患者会做延期处理。部分保险公司会结合发作频率、末次发作距今时间或者停止治疗的时间、是否尝试过自杀等风险因素综合考量，一些可以通过加费承保。

抑郁症导致的自杀，保险会赔付吗？

这需要司法鉴定患者是否有民事行为能力。无民事行为能力的人包括不满8周岁的未成年人和不能辨认自己行为的精神病人（如精神分裂症、抑郁症、狂躁症患者等）。患者是否无民事行为能力，一般需要司法鉴定，以鉴定结论为准。如果是重度抑郁症患者自杀，被确定为过失自杀，保险公司是需要理赔的。

意外险对于意外伤害的核定有四项标准：外来的、突发的、非本意的和非疾病的。自杀不属于意外情况，所以正常情况下意外险不予理赔。

寿险以死亡为赔付条件，而抑郁症患者的自杀率比平常人高很多，所以大多数保险公司对抑郁症患者的审核都会相对严格。寿险产品均有"保单生效两年内的自杀免责条款"，被保险人在保单生效后两年内自杀，保险公司是免责的。若保险人在保单生效两年后自杀，是可以按疾病身故保险责任赔付的。

关于治疗的20个疑问

1.症状减轻、病情好转后可以自行停药吗？

有很多患者不愿意吃药，认为副作用很大，或者吃了一段时间就自行停药了。你要明白，停药过急会引起停药反应，造成身体不适，所以一定要遵医嘱，根据药物半衰期逐步停药。药物治疗一般分为三个时期：急性治疗期，巩固期，维持期。如果吃药不足量或不足程，病情就很容易复发，而且每复发一次，根治的难度就会更大，所以擅自停药的后果可能非常严重。

2.吃药一个星期了，没有感到病情好转，是什么原因呢？

药物起效通常需要4~6周，但由于疾病有一个发展期，症状会慢慢表现出来，所以这中间可能需要调整用药，这样的话差不多半年才会起效。每个患者的情况不一样，有的人对药物有阻抗，有的人擅自停药导致治疗难度加大，还有的人共病比较多，所以药物起效时间会因人而异。

3.服药疗程还未满我就停药了，会有什么影响吗?

急性治疗期约为8~12周，以控制症状为主；巩固期为4~9个月，以防止复发为主；维持期不确定，可能需要2~3年。每擅自停药一次，病情复发后的治疗难度就会更大，所需的用药时间也会更长。所以，吃药的问题一定要遵医嘱，医生开药、换药、停药都不是率性而为，而是有科学依据的。

4.吃百忧解让我反复拉肚子，很痛苦，该怎么办?

有的患者吃百忧解确实会有这样的肠胃副作用。你可以跟你的主治医生商量一下，看看是否可用其他药物来减轻这种副作用或者换药。

5.能帮我推荐治疗抑郁症的药物吗?

抑郁症药物是不能随便推荐也不能随便吃的，必须在医生做出诊断后，根据处方服药。世上没有什么万能药，对症才是关键。

6. 我以前吃小剂量的安眠药就可以入睡了，但抑郁症复发后睡眠变得更糟糕了，吃原来剂量的安眠药已根本无法入睡，要大剂量才行，请问我该怎么办?

有些抗抑郁药物确实有让人睡眠时间减少的副作用。具体药量该怎么调整，你需要跟你的主治医生商量，因为可能涉及联合用药，也要根据你的病史与目前的病情做出判断。

7.抑郁症会导致男性患者阳痿吗?

得抑郁症后，去甲肾上腺素和多巴胺水平的降低会导致男性患者性欲下降，自信心受损。时间一长，就可能会造成男性阳痿。有些抗抑郁药物的副作用也有可能造成男性阳痿，所以阳痿易与抑郁症并发。但作为患者，应该相信无论是阳痿还是抑郁症，都可以通过科学的治疗来改善，从而重建信心，缓解抑郁。作为患者家属，应该给予患者鼓励和信心，这有助于减轻患者的忧虑和抑郁情绪。

8.得了抑郁症后需要定期复查吗? 还是等再出现症状后才复查?

治愈后应该去医院复诊一次，先把自己的情况详细告诉医生，然后跟医生商量具体多长时间复查一次，以及采取什么预防策略。

9.为什么有的患者会突然陷入抑郁情绪，病情复发前没有任何征兆? 在这种情况下，患者和他周围的人可以做些什么呢?

患者的病情一般不会突然复发，大多数情况下都是受到了一些刺激因素的影响，有可能是由于负性思维模式未被纠正，心理状态没有得到改善。此时，患者需要先自行判断是不是复发了，有抑郁情绪是正常的，但如果超过两周仍无法改善，就要去医院复诊。在这两周时间里，患者可以从多个方面进行自我调整，比如运动，找亲近的人寻求支持，或者找心理咨询师进行疏导。

10. 我夜间感觉不到困意，是怎么回事?

感受不到困意有多种原因，可能是白天睡多了，可能是躁狂相睡眠减少，也可能是药物的副作用或者焦虑所致。要根据自己的情况分析原因，找到解决的办法。

11. 抑郁症会影响人的外貌，让人变丑吗?

抑郁症对人的外貌的影响是可能存在的，主要表现为躯体症状和心理症状对外貌的影响。躯体方面，抑郁容易导致失眠，继而可能出现黑眼圈、眼袋、痤疮等。心理方面，心情常常低落会影响人的精神面貌，让人看起来无精打采。

12. 内向性格的人更容易得抑郁症吗?

不一定。抑郁症是由多种原因导致的，只能说在内向与外向性格的维度上，内向的人可能比外向的人更容易得抑郁症。因为内向的人可能不善社交，朋友少，情绪不外显，积压在心里，久而久之，患上神经症性抑郁的概率就更大。

神经症性抑郁主要由社会心理因素引起，也往往与患者的个性偏离有关。这是一种以持久的心境低落为主要特征的神经症性障碍，常伴有焦虑、躯体不适和睡眠障碍。患者有明确的治疗要求，无幻觉、妄想，生活工作可以做到不受严重影响。

13. 断断续续服用抗抑郁药物快一年了，药物会不会对我的未来造成很大影响?

建议不要断断续续吃药，擅自停药容易导致病情复发。服药对未来不会有影响，擅自停药才会有影响。

14.我知道抑郁症要靠药物和心理咨询来治疗，但这让我时常感觉自己颓废无力，很多事情都做不了，如何消解这种感觉呢？

有以下几个建议：第一，运动。每天拿出一定时间去运动，如果大强度的受不了，走路也可以，但要尽量多运动。第二，找身边的亲人或朋友倾诉，把自己的心里话说出来。第三，通过冥想，让自己的心平静下来。

15.家里人想让我停药，因为他们觉得我的记忆力有了明显下降。我才22岁，不想得失忆症，该怎么办？

有些抗抑郁药物确实会对记忆力、注意力有影响，但停药后过一段时间就会恢复，对此不用过分担心。如果你服用的药物影响了你的正常工作和生活，建议找你的主治医生商量换药。

16.去哪里能找到可靠的心理咨询师？

一些大学、医院或者社会机构都有心理咨询师，建议找持有国家认证的正规心理咨询证书的咨询师。

17.患抑郁症之后为什么会觉得肌肉酸痛呢？

关于抑郁症的形成机制，至今还没有完全明确的阐述，但这种病症确实会伴发多种躯体症状，肌肉酸痛是其中之一。

18.孩子总说自己抑郁，是不是为了不上学装病？

很多家长都用自己的思维定式判断别人，想当然地认为"小孩子怎么可能得抑郁症"。

但《中国儿童自杀报告》表明，中国的儿童自杀率位居世界第一。家长一定要意识到，如果孩子说自己抑郁了，可能是在向你们求救。这时候家长应该做的是：

① 要善于倾听。在孩子向你表达了抑郁情绪后，你应该问他"告诉我那是什么感觉"，而不是"不可能，你还这么小，怎么可能抑郁"。

② 安静陪伴。父母不以为然的态度会加剧孩子的恐惧心理，当孩子学业压力大、人际关系不佳时，家长不应给予过高期待，不逼他们做事，以平常心陪伴孩子。

③ 表达关爱，而不是责备。抑郁症患者很难控制自己的情绪，家长不应再加重他们的精神负担。

④ 积极治疗。当孩子主动要求看医生时，家长应该感到庆幸和欣慰，因为这是康复的前兆。

19.有时候我会莫名其妙地心情低落，就算看搞笑视频，也会在短暂地笑过之后仍然陷入低落的情绪，甚至不分任何场合地想哭，我这是怎么了？

这是抑郁症导致的心境低落的典型表现，服药是最快速的治疗方法，后期可自行进行的调节活动包括运动、戒烟戒酒，以及调整认知和放松身心等。

20.确诊抑郁症后应该继续坚持上班还是请病假?

如果患上的是中重度抑郁症，就不建议继续工作了；如果是轻度的，可以适度工作。要根据自己的身体状态安排好日常事务，避免对情绪造成二次伤害。如果行动力较弱，就不要强迫自己做什么，等行动力改善后，可以每天做适量运动、看书、看电影，或学点儿什么。

关于抑郁症治疗的错误认知

还未回家，我就接到父母的通知，让我效仿辛弃疾和霍去病，把"任有病"改成"任冇病"。抑郁研究所的病友每逢回家探亲，也要面对父母和亲戚的轮番轰炸，被推荐五花八门的"专治抑郁症的奇门秘方"。

小孙一回到家，她妈妈就把安定医院给她开的氟西汀锁在箱子里，然后神秘地拿出了"天然治愈礼包"，里面有：

- 太阳丛水晶阵，用神秘能量治疗抑郁症的不知名石头；
- 上等选材、独家秘方的泡脚药包和专治失眠的中药枕；
- 顺丰包邮还送电烤箱的抑郁症治疗仪。

小孙妈妈只信"是药三分毒"，却从来没有意识到，在治疗抑郁症这件事上，徒劳的尝试和时机的延误就等于在加剧小孙的病情。

病友小陈说，她妈妈让她多吃香蕉和菠菜，用其中的叶酸和铁"杀死抑郁症"。每当她情绪焦虑想去做心理咨询的时候，她妈妈总会说："心理咨询费太贵了，用那个钱买30斤菠菜，吃完啥病都能好。"

有些食物的确对人体有益处，但仅凭"食补"，是绝不可能治好抑郁症的。而且，耽误了治疗时机，只会让病情恶化。心理咨询的价格确实不便宜，但经过临床验证，它是一种有效的治疗方法。

"京津冀宿舍楼"的小钱说："自从我妈在网上看到按压太阳穴可以治疗抑郁症的'偏方'后，就再也不让我去医院复诊了。"

这个所谓的"偏方"是：经常按压太阳穴，可以促进脑部血液循环，对头痛、头晕、神经痛都有很好的缓解作用，对抑郁症也有一定的治疗效果。

如果你认为这些"偏方"只存在于平民百姓之中，那你就错了。美国演员、奥斯卡金像奖获得者格温妮丝·帕特洛在某档节目上推荐了最新的防治抑郁的"产品"：阴道玉石。她声称把这块石头从阴道放入体内，能帮助女性有效"防止抑郁症""调理月经"，还能让下体肌肉紧致。

更荒谬的是，她说这个发明源于古代中国。想必有点儿常识的人都不会相信她的胡言乱语。

　　这样的偏方比比皆是，结果往往成了耽误患者病情的罪魁祸首。事实上，当患者的至亲、友人用他们四处寻来的偏方干预科学的治疗时，患者的内心既纠结又绝望。

　　所以，提醒各位病友家属，患者真正需要的是尽快得到专业、有效的治疗，也就是使用经过临床验证的药物疗法和认知行为疗法。科学治疗，尽快康复，才是最重要的事。

第四部分

有温度的
抑郁症解决方案

陪伴者计划

生命是最纯粹的火焰，

我们靠体内看不见的太阳活着。

抑郁的我们，有相似的经历和悲喜。

他是我可以无保留倾诉的对象，

他是最能懂我的陪伴者。

我不用怕他觉得我玻璃心，

也不用担心他会嫌我叨扰。

我们交换彼此的故事，分享喜悦，分担苦痛。

我能清楚地感知到，

在帮助他的同时，我也在获得帮助，

我们就像两只单翼的鸟，

彼此依靠，互相疗愈。

我们同处黑暗中，

已经对薄弱的光线习以为常。

不经意间得到了梦寐以求的光明，

却发现它已太过刺眼。

最悲哀的莫过于我们可以看见光，

却不敢睁开眼睛。

在重新习惯光明的路上，

你愿意和我一起吗?

  传统心理咨询价格高昂，遇到合适的咨询师比找到真爱还难。抑郁研究所发起的陪伴者计划根据每位参与者的切身需求，为他们精心匹配一位专属陪伴者，共创平等的沟通环境。

  抑郁研究所发起的"陪伴者计划"，累计帮助了324位病友，积累下1 207张照片、615首歌曲和255篇陪伴日记。这些点点滴滴来自生活中的每个细枝末节，疗愈着病友们的心。抗抑郁的路虽然遥远，但我们相伴前行。

阿琳是一个开朗的女孩，但越是人前开朗的人，人后可能就越伤悲。阿琳说，她从高中开始就患上了胃肠神经官能症。虽然不是什么大病，但这个病有个令人尴尬的症状：她只要一紧张就会放屁。这对一个女孩来说太难为情了。从那以后，阿琳时刻担心自己会出丑，但她越紧张，放屁的频率就越高。

阿琳似乎陷入了一个无法逃脱的"黑洞"，它吞噬了她的自信和开朗，只剩下自卑和黑暗。

后来，阿琳实在撑不下去了，整日躲在家里，学也不敢上了，因为总有调皮的同学喊她"放屁虫"。

要高考了，阿琳说她当时是"硬着头皮走进考场的"。她在考场上发出的放屁声引来了大家的嘲笑，心情烦乱的她高考落榜了。

高中生活结束后，阿琳舒了一大口气。我问她："后来你还是那么紧张吗？"她笑笑说："虽然是胃肠神经官能症，但阿P帮我去除了心病。"

阿P是她的陪伴者，一个幽默风趣的阳光男孩。阿琳说，阿P说过的让她印象最深的一句话是："梦露也会掏耳屎，赫本也要挖鼻孔，女神当然也要放屁。生命中总有人是为了听你的屁声来到你面前的，比如我。"

"我很感谢他，是他重塑了我的自信，让我敢作为一个'正常人'生活下去。"

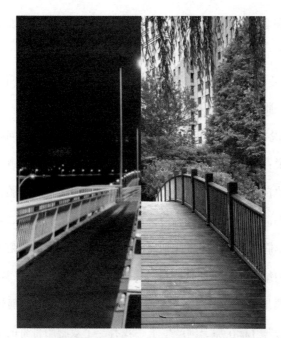

我走过小区的木桥，下面有江水流过的声音

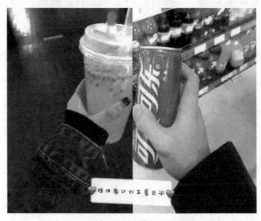

我喝一杯水果茶，是可乐味的

我和多位参与过陪伴者计划的病友交流过，有人说陪伴者能像父亲一样包容他，有人说陪伴者像伴侣一样体贴他……其中Liz（莉兹）的形容让我印象最为深刻，她说："我觉得陪伴者像我的双胞胎哥哥，我们就是异父异母的亲兄妹。"

Liz说自从确诊抑郁症之后，她就不敢照镜子。我问她为什么，她说："我不愿意相信镜子里的那个人是我，不愿意看到这么糟糕的自己。"Liz的陪伴者大俊就是她口中的"双胞胎哥哥"，乍看上去，两人还真有些相似，都英气十足，五官清秀，双眼明亮。但他们在参与陪伴者计划之前，确实是素未谋面的陌生人。

他们结识于一项陪伴任务——"讲述一个自己的故事"。Liz小心翼翼地说了自己不敢照镜子的事，而大俊没有任何怀疑地说"我信"。Liz在那一刻产生了"我有一个双胞胎哥哥的感觉"，她的想法他都能理解，她的怪异行为也不会被他以另类的目光审视。

大俊给Liz的生命带来了一面镜子，也带来了面对疾病的勇气。相信重获自信的Liz看着镜子里的自己，会发现她原来是那么生气勃勃。

小R是陪伴者计划里给我留下印象最深的一个女孩。坚强的时候，她可以隐藏起几乎所有的悲伤；脆弱的时候，她会在深夜里对着根本不会接通的电话痛哭。

小R的妈妈是一位大学老师，用小R的话说是"一个很厉害的女强人"。自从3年前确诊肺癌，小R的妈妈就一直在和病魔做斗争。而小R的爸爸面对这种变故，完全慌了神，手足无措。

　　每次说起她的妈妈，小R都是一脸崇拜的表情。"她喜欢跟人聊天，帮别人排忧解难，即使生病了依然如此。我一直希望自己能像她一样去帮助别人，但身边的人都觉得我是病人，连自己都照顾不好，又哪有能力帮助别人呢？"

　　"每当我想尽自己所能帮助别人的时候，他们总是嗤之以鼻，除了C哥。他相信我，也愿意接受我的帮助。有一天的任务是扮演寻求对方安慰的人，C哥毫不隐瞒地把他的童年悲惨经历告诉了我，让我给他一些安慰。他还感谢了我，其实我更感谢他愿意给我机会让我帮助他。他让我觉得自己是有用的，被信任的感觉真的太好了。"

　　当天晚上，小R给妈妈打微信语音电话。妈妈去世后，小R一直留着她的微信，每当难过的时候，就会打微信电话给她，对着接不通的电话痛哭。但那天小R没有哭，她对着电话说："妈妈，我终于能像你一样被别人需要了。"

动物疗法

2019年的英国国家猫奖出炉，得奖的是一只名叫罗伊斯的蓝猫，因为帮助主人走出抑郁症的困境而被授予"年度最佳猫咪"的称号。

黛博拉是罗伊斯的主人，她在丈夫去世之后因为悲痛难抑而患上抑郁症。于是，黛博拉去猫咪之家领养了罗伊斯。罗伊斯给黛博拉带来了温暖和快乐，在罗伊斯的陪伴下，黛博拉慢慢地摆脱了抑郁症。

我们曾在病友群中发起过一个讨论："如果可以对你的宠物说一句话，你想说什么？"病友们的答案虽有些令人吃惊，但也在情理之中。在他们眼中，宠物已经不只是"宠物"，而更像家人，带给他们安慰和温暖。以下是摘选的部分回答：

你的全世界是我，我的全世界是你。

在我自杀时救我一命的聪明猫。

我喜欢你，像喜欢春天一样喜欢你，像喜欢糖果、花朵等一切美好的存在一样喜欢你。

谢谢你陪我长大，感谢你在我最需要帮助的时候出现，默默陪着我，虽然你不会说话。

谢谢你们出现在我的生命里，温暖我。

感谢有你，让我有了坚持下去的勇气。

谢谢你，在我哭得手脚发麻的时候，站在我身旁，而平时你都是看见我就跑的。

谢谢你出现在我的生命中，陪伴着我。我对不起你，让你承受了我的偏激、痛苦与烦恼。

你是治愈我的药，你来了之后这间屋子才有了生命力。

每次我病情发作白果就在旁边舔我的眼泪

羽生，中度抑郁症

去年我到楼下的小店里买鱿鱼丝，一只小白猫蹲在门口看着我。我想这就是缘分吧，便把它带回家，从此以后我的生命中多了一个忠贞不贰的伙伴——白果。

它当时也很瘦弱，我们算是同病相怜吧。我们一样孤独，一样没人疼，一样想尽力去对抗这个世界，却又一次次被打回原形。

每当我病情发作的时候，白果就趴在桌子上目不转睛地看着我，看见我哭了，它会走过来舔我的眼泪。我觉得它好像会魔法，能找到我的抑郁情绪的关闭键，把我从坏情绪中拯救出来。

有猫真好啊！

等我康复了，一定要和大圣一起拍组写真

小鹅，中度抑郁症

在被确诊为抑郁症的那天，我整个人都傻了，没想到自以为开朗率真的我早已承受不住生活的重压。唯一值得高兴的事，就是我妈允许我养一只狗，因为她工作忙没空陪我。

第二天我就买回来一只金毛，我给它取名大圣，因为它就像孙悟空一样走入我的生活，拯救我。我每次病情发作的时候都

会严重失眠，睡不到两个小时就醒了。这时候大圣会走过来安慰我，用嘴拉扯我的睡衣，把毯子叼给我。

大圣每天都会叫我起床，督促不爱运动的我坚持下楼溜它。在我病情好转的时候，它会围着我打转，或者吐着舌头打滚，它看我的眼神里仿佛含有笑意。

等我康复的那一天，我一定要和大圣一起拍组酷酷的写真，把我们俩最好的样子记录下来。

如果没有西瓜，我可能就早不在这个世界上了

粥粥，中度抑郁症

一年前，我的抑郁症恶化到很严重的程度。在我几乎坚持不下去的时候，是西瓜的出现把我从生死边缘拉了回来。

西瓜是我同学养的一只猫，同学离开深圳之前把它托付给我照顾。现在想想，不是我收留了西瓜，而是西瓜拯救了我。如果没有它，我可能早就不在这个世界上了。

当时，我正在复习考研，巨大的学习压力让我喘不过气来，好像被困在黑乎乎的泥潭中，许多次我离跳出窗户只有半步之遥。但领养了西瓜后，每当我站在窗台上，脑子里就会浮现出一个问题：如果我死了，西瓜是不是又要无家可归了？所以为了西瓜，我也要活下去。

与疾病抗争的我，在22℃的房间里即使穿着冬天的棉睡衣，抱着热水袋，还是会冷得发抖。每当这时候西瓜就会在我膝盖下蹭我的腿，喵喵喵地叫着安慰我。现在我好了，我告诉自己一定要给它无忧无虑的生活。

研究表明，当负面情绪爆表时，和他人进行身体接触会让人感觉更好，抚摸宠物也能取得相似的效果。抚摸一只趴在你腿上的猫可以抚慰你的心，有证据表明抚摸狗也可以让人感到内心平静。

西方医学界有很多人提倡用养宠物的方式来对抗抑郁情绪，无论是老人还是小孩，照顾宠物都有助于点燃他们对于生活的激情。在与动物的互动过程中，不良情绪会减少，包括抑郁。这种疗法被称为动物疗法，在治疗抑郁症、精神疾病、孤独症方面都有一定的疗效。

英国剑桥大学的研究人员发现，养猫或者养狗一个月后，宠物主人患精神疾病的概率会下降。英国南安普敦大学的研究人员对60~87岁的老人做过调查，他们中有50%的人养猫或者养狗，这些人比较容易融入社会，较少感到孤独和抑郁，表现得比较乐观和开心。

2019年的一项研究表明，狗的陪伴可以减轻重度抑郁症。实验中，有33名重度抑郁症患者听从医生的建议将狗带回家去照顾。12周后，他们的抑郁症状和社会功能都有了显著改善，其中有超过1/3的人不再符合抑郁症诊断标准。这是因为许多患者缺少的是安全感与认同感、倾诉对象及真诚的心，宠物正好可以满足他们的这些需求。

在抑郁症患者中，有大约30%的人对常规的药物治疗无反应。对于他们来说，非药物治疗可能会有帮助，宠物疗法就是其中之一。

如果抑郁症患者对养宠物感兴趣，只是一直没有机会养，那么宠物疗法或许对病情就是有帮助的。

但有些患者可能并不适合养宠物，比如对宠物有恐惧心理的人，养宠物反倒会加重他们的心理负担。还有一些病情十分严重的抑郁症患者可能更需要安静休养，根本没有能力去照顾宠物。

除了狗和猫之外，饲养其他宠物也有助于缓解焦虑和抑郁情绪。比如，有研究表明，只是看着鱼游来游去就可以使人的心率降低、肌肉放松、心情平静。

自运营抑郁研究所以来，因为多次接近死亡，我反而在患者身上感受到了旺盛的生命力。

抑郁研究所就像一座精神康复学院。当我们被敏感、孤独放逐时，不妨像古希腊城邦的自由辩论那样，在圆形广场前探讨"枪炮、病菌与钢铁"，实验并重构意志，直到能够正视生活中所有残酷的真相。

希望你从这里康复离开的那天，不必再为曾经身陷抑郁而羞愧，而是自豪地宣布"我毕业了"。回望这段经历，希望你能平和地接受"抑郁症曾经是我的一部分特质"。

抑郁作为一种不适感，是人体的自我保护机制之一，是我们走向死亡的缓冲区。

病理是物质的，思想是观念的；

知识是经验的，思想是哲学的；

社会是功用的，思想是自由的。

从抑郁到康复的意义，并不只是为了调整认知来结束病理痛苦，更是为了重塑生活而获得思想的自由。

《2019中国抑郁症领域蓝皮书》

根据世界卫生组织于2017年披露的数据，全球有超过3.5亿人罹患抑郁症，近10年来患者增速约为18%；截至2017年，中国有超过5 400万人患抑郁症。

截至2019年12月，新浪微博上与"抑郁"相关的话题的累计阅读量达4.5亿；百度上与"抑郁"相关的贴吧的累计发帖量达2 700万；知乎上与"抑郁"相关的问题的关注量为82万。从百度搜索指数看，以"抑郁症"为关键词的搜索内容主要是"抑郁症的症状表现"和"抑郁症测试题"。

这些数据不仅反映出人们对抑郁症关注度的提高，也反映出患者疾病教育不充分、病耻感强以及精神心理健康服务资源匮乏、地域分布不均等问题。

为了更科学地向大家展现抑郁症的全貌和抑郁症领域的发展变化，抑郁研究所历时两个月，参考57份期刊文献及其他相关报告，完成了这份《2019中国抑郁症领域蓝皮书》。

1.抑郁症的现状

根据《精神障碍诊断与统计手册》的定义，抑郁症是抑郁障碍的一种典型状况，符合抑郁发作标准应至少持续2周，有显著的情感、认知和自主神经功能改变，并在发作期间症状有所缓解。主要临床表现包括核心症状及其他相关症状：核心症状为心境低落、兴趣丧失和精力缺乏；在心境低落的基础上常常伴有其他认知、生理以及行为症状，比如注意力不集中、失眠、反应迟钝、行为活动减少和疲乏感等。

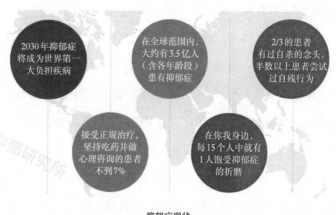

2030年抑郁症将成为世界第一大负担疾病

在全球范围内，大约有3.5亿人（含各年龄段）患有抑郁症

2/3的患者有过自杀的念头，半数以上患者尝试过自残行为

接受正规治疗，坚持吃药并做心理咨询的患者不到7%

在你我身边，每15个人中就有1人饱受抑郁症的折磨

抑郁症现状
图片来源：世界卫生组织

根据世界卫生组织于2017年发布的报告《抑郁症和其他常见精神障碍》，目前世界范围内预计有3亿多人饱受抑郁症的困扰，全球平均发病率为4.4%左右。从地域、年龄、性别等维度看，这份报告还有以下发现：

- 女性发病率高于男性。女性平均发病率为5.1%，男性为3.6%。
- 发病率随年龄增长。55~74岁的男性抑郁症发病率超过5.5%，55~74岁的女性抑郁症发病率为7.5%。60~64岁的女性为高危人群，发病率接近8%。
- 低收入国家/地区的发病率高于其他国家/地区。

2.关于抑郁症患者

2019年，北京大学第六医院黄悦勤教授等人在《柳叶刀·精神病学》上发表研究文章，报告了"中国精神卫生调查（CMHS）"的患病率数据。

	终身患病率			12个月患病率		
	人数	未加权 （95%置信区间）	加权 （95%置信区间）	人数	未加权 （95%置信区间）	加权 （95%置信区间）
心境障碍						
任何一种精神障碍	2 096	7.4%（7.1-7.8）	7.4%（6.3-8.4）	1 136	4.0%（3.8-4.3）	4.1%（3.4-4.7）
抑郁障碍	1 947	6.9%（6.6-7.2）	6.8%（5.8-7.8）	1 007	3.6%（3.4-3.8）	3.6%（3.0-4.2）
主要焦虑障碍	1 093	3.9%（3.7-4.1）	3.4%（2.9-3.9）	655	2.3%（2.2-2.5）	2.1%（1.8-2.4）
情绪障碍	414	1.5%（1.3-1.6）	1.4%（1.1-1.7）	312	1.1%（1.0-1.2）	1.0%（0.8-1.3）
其他焦虑障碍	805	2.9%（2.7-3.1）	3.2%（2.6-3.9）	322	1.1%（1.0-1.3）	1.4%（1.1-1.7）

抑郁障碍终身患病率和12个月患病率

数据来源：Prevalence of mental disorders in China: a cross-sectional epidemiological study

在中国，抑郁症的终身患病率为6.9%，12个月患病率为3.6%。中国女性抑郁症患者占总数的65%。

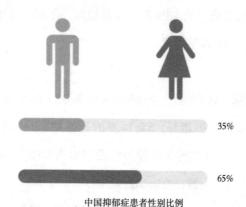

中国抑郁症患者性别比例
数据来源：Prevalence of mental disorders in China: a cross-sectional epidemiological study

女性患者占患者总数的60%以上，此外，女性患者通过身边亲友、病友社群等社交渠道上分享，以及主动寻求治疗的意愿也比男性患者高。

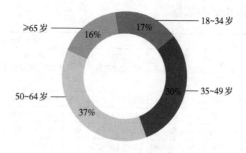

中国抑郁症患者老龄分布
数据来源：Prevalence of mental disorders in China: a cross-sectional epidemiological study

35岁以上患者占据患者总数的83%，但低龄患者通过搜索引擎等渠道了解抑郁症的意愿正在迅速增加，存在患者低龄化的趋势和隐患。

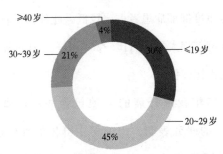

百度2019年"抑郁症"关键词搜索用户年龄分布
数据来源：百度指数

　　世界卫生组织公布的最新统计数据显示，在全球抑郁症患者中，有近一半生活在东南亚地区和西太平洋地区，包括印度和中国。

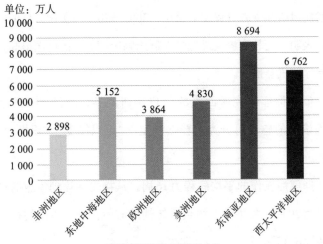

全球抑郁症患者人数地域分布
数据来源：世界卫生组织

从地域分布看，不同地区的患者人数存在明显差异。一项针对中国成年人抑郁症的调查研究数据显示，除内蒙古、新疆等地无数据外，陕西、甘肃、福建等地重度抑郁症患者占比较高，江苏、上海等地重度抑郁症患者占比较低。此外，该研究数据还显示，四川地区抑郁症人群的占比较高，山东、江苏和黑龙江等地抑郁症人群的占比较低。

1997—2015年我国开展的一项包含39项调查、有32 694名大学生参与的研究表明，中国学生群体的抑郁症发病率为23.8%。2019年7月24日，《中国青年报》在新浪微博上发起了一项针对大学生抑郁症的调查，结果显示在超过30万的投票中，有超过20%的大学生认为自身存在严重的抑郁倾向。世界卫生组织也曾指出，有1/4的中国大学生承认自己有过抑郁症状。抑郁症发病风险和受教育程度成反比，2005—2014年美国开展的一项研究表明，受教育程度最低的人群患临床抑郁症的比例最高，获得治疗的机会最少。

根据抑郁研究所回收的用户调研问卷，超过90%的患者在确诊时的感受可分为"释然淡定""难以接受""积极面对"三类。

抑郁症发作的平均病程为16周，从接受治疗到痊愈的平均时长为20周。如果没有得到系统性的有效治疗，单次病程一般会持续6~15个月。

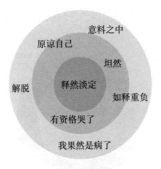

意料之中
原谅自己
坦然
解脱
释然淡定
如释重负
有资格哭了
我果然是病了

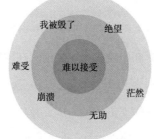

我被毁了
绝望
难受
难以接受
崩溃
茫然
无助

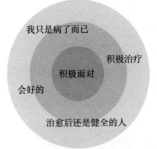

我只是病了而已
积极治疗
积极面对
会好的
治愈后还是健全的人

抑郁症患者确诊时的感受
数据来源：抑郁研究所用户调研问卷

根据抑郁研究所回收的用户调研问卷，有超过50%的患者每月的治疗费用在500元以下。

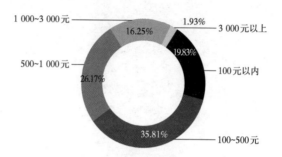

治疗抑郁症的平均月花销

数据来源：抑郁研究所用户调研问卷

高收入水平国家和中低收入水平国家在国民人均精神健康支出上差距显著，分别为59美元和低于2美元。中低收入水平国家在国民精神健康方面的支出严重不足，导致大部分患者无法获得有效的治疗资源，陷入治愈率低、复发率高的恶性循环。

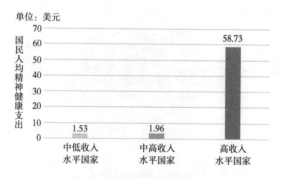

不同收入水平国家的国民精神健康支出

数据来源：Median mental health expenditure per capita, by World Bank income group

已有研究证明，贫穷是抑郁症的一大诱因。贫困使人抑郁，抑郁又使人贫困。在接受社会救济的人群中，抑郁症发病比例是总人口发病率的3倍左右。

3. 抑郁症的难治性与致死率

根据《中国抑郁障碍防治指南(第二版)》，重度抑郁障碍的总体复发率为50%~85%，其中50%的患者在首次发病后的2年内复发。

一项超过10年的前瞻性随访研究显示，抑郁障碍的自杀率约为4.0%~10.6%。一项荟萃分析资料也显示，抑郁障碍的终生自杀风险为6%。我国的自杀率为每10万人中有22.2人自杀，女性自杀率高于男性，农村地区的自杀率高于城市。

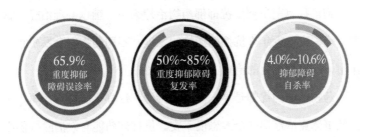

抑郁症误诊率、复发率和自杀率

数据来源：Rates of Detection of Mood and Anxiety Disorders in Primary Care: A Descriptive, Cross-Sectional Study，《中国抑郁障碍防治指南（第二版）》

有超过46%的自杀者生前都患有精神疾病，其中最常见的是抑郁症，未经治疗的精神疾病是绝大多数自杀行为的诱因。

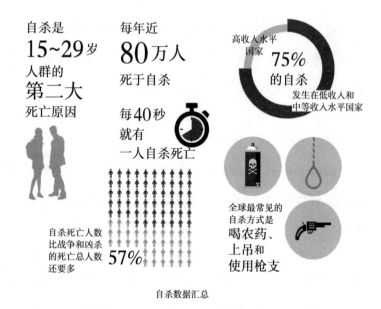

自杀是 15~29 岁人群的第二大死亡原因

每年近 80 万人死于自杀

每 40 秒就有一人自杀死亡

自杀死亡人数比战争和凶杀的死亡总人数还要多 57%

高收入水平国家 75% 的自杀发生在低收入和中等收入水平国家

全球最常见的自杀方式是喝农药、上吊和使用枪支

自杀数据汇总

4.抑郁症的治疗方法

抑郁症目前主要以抗抑郁药物治疗为主，辅以心理治疗或物理治疗。由于近年来抗抑郁药物的发展，不同药物间会发生相互作用，所以规范化的治疗流程尤为重要。

药物治疗的优势是易于被患者接受，疗程比心理治疗短，不会像电休克治疗那样令人恐惧不安。抗抑郁药能有效消除抑郁心境及伴随的焦虑、紧张和躯体症状，常见的抗抑郁药物有氟西汀、帕罗西汀、氟伏沙明、西酞普兰等。

对于轻度抑郁症患者可单独使用心理治疗，这种方法尤其适用于不愿意或者不能采用药物治疗或电休克治疗的患者。常见的心理治疗方法有认知行为疗法、人际心理治疗、辩证行为疗法、正念疗法、精神动力学心理治疗和人本主义疗法，其他治疗方法包括运动、阅读、艺术治疗（绘画、戏剧、音乐等）。

抑郁障碍的治疗主要依赖于药物治疗和心理治疗，但对大约20%的患者的长期追访表明其疗效有时不够理想。而物理治疗在临床应用中则越来越受欢迎。传统电休克治疗以一定量电流通过患者头部，导致其全身抽搐，从而达到治疗疾病的目的，尤其适用于存在拒食、自杀等紧急情况的患者。目前流行的电休克治疗实际上是改良后的治疗方法，又称改良电休克治疗。经颅磁刺激是一种无痛、无创的绿色治疗方法，通过低强度微量电流刺激大脑，改变患者大脑异常的脑电波，促使大脑分泌一系列与焦虑、抑郁、失眠等疾病存在密切联系的神经递质和激素，进而达到治疗的目的。

随着人工智能技术的开发与应用，一项入选全球神经信息处理系统大会的医疗健康技术被认为能够有效识别抑郁症症状的严重程度。这项研究结合了语音识别、计算机视觉和自然语言处理技术，可通过表情和语言诊断一个人是否患了抑郁症。经临床检验，它的平均绝对误差为3.67%（相对误差为15.3%）。目前国内医院引入治疗方案，特别是AI类治疗方案，需要经过国家药品监督管理局的审批。国内暂时还没有AI精神健康类产品获得正式许可证，有一些项目尚属于临床科研合作阶段，比如北医六院与望里科技的合作项目。

5.精神医学服务市场分析

2019年6月28日，《中国医院院长》在"企查查"上以"精神医院"为关键词进行企业检索，检索结果显示，共有1 546家企业注册在精神病医院"卫生和社会工作"相关行业分类之下。

当进一步从成立时间来梳理这1 546家非公立精神病医院时，可以看到在2001年前，这类医院的年注册数量全部在个位数。2002年，注册数量首次突破个位数，达到13家；2015年，注册量首次突破100家，为133家；此后，注册数量开始逐年递增，其中2018年最多，达到393家。截至2019年6月28日，年内注册成立数为201家。

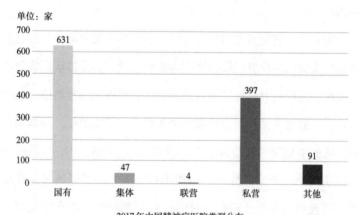

2017年中国精神病医院类型分布

数据来源：《2017中国卫生和计划生育统计年鉴》

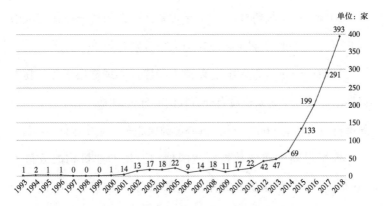

单位：家

非公立精神病医院1993—2018年注册数量统计

图片来源：《中国医院院长》2019年第13期

除医院外，国内也存在一些致力于抑郁症防治和知识普及的公益组织，比如北京尚善公益基金会、郁金香志愿者阳光会、渡过公众号等。

平均而言，全世界每10万人拥有不到1名精神卫生工作者。在低收入和中等收入水平国家，比例远低于世界平均水平；而在高收入水平国家，每2 000人就拥有1名精神科医生。

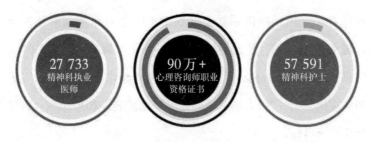

中国精神健康行业从业人员规模

数据来源：《2017年我国卫生健康事业发展统计公报》

2014年，中国约有2.3万名精神科医生，相当于每10万人中有1.7名，而俄罗斯和美国每10万人中分别有11和12名。

目前中国每百万人中仅有20人能提供心理健康服务，其中包括不能做医学诊断也没有处方权的心理咨询师。相较之下，美国每百万人中有1 000人能提供心理健康服务，是中国的50倍。

根据最新发布的数据，我国精神卫生专业机构的数量为1 650家，精神科医生2020年刚增至4万名，但仍有80%的综合医院没有精神科。而与此相对的是，抑郁症患者门诊量每年至少增长20%。

6. 抑郁症相关政策

2013年5月，《中华人民共和国精神卫生法》正式实施，把"预防"确立为精神卫生工作的主要方针。其中明确规定，政府、单位、家庭等都有"开展维护和增进公民心理健康、预防和治疗精神障碍、促进精神障碍患者康复的活动"的义务和责任。2016年出台了《国民经济和社会发展第十三个五年规划纲要》与《"健康中国2030"规划纲要》。后一个文件提出："到2030年，常见精神障碍防治和心理行为问题识别干预水平显著提高。"同期，在国际上，"人人享有精神健康"也被纳入2030年联合国可持续发展目标。

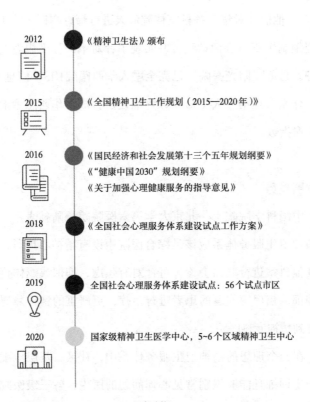

2012	《精神卫生法》颁布
2015	《全国精神卫生工作规划（2015—2020年）》
2016	《国民经济和社会发展第十三个五年规划纲要》 《"健康中国2030"规划纲要》 《关于加强心理健康服务的指导意见》
2018	《全国社会心理服务体系建设试点工作方案》
2019	全国社会心理服务体系建设试点：56个试点市区
2020	国家级精神卫生医学中心，5~6个区域精神卫生中心

国家政策

中南大学湘雅二医院对精神科给予特殊政策支持：没有创收比、药占比，医生收入不直接与科室收入挂钩，而是和周转率、服务量有关，工资待遇处于中间档位。他们下一步还计划将精神科医生的收入绩效与疾病难度系数相关联，真正帮助医院实现精神心理疾病患者的分级诊疗。

四川大学华西医院致力于建设充满人文关怀精神的"阳光

医院"。他们针对华西各科室住院病人进行筛查测评（非主动），研究编制了华西心情指数，并实现了针对不同程度患者的分级管理。目前"阳光医院"已完全融入华西医院HIS（信息系统）评估体系，继第五大生命指数疼痛之后，成为华西患者的第六大生命指数。

7.发展趋势

中国科学院院士、北京大学第六医院院长陆林表示，理想的精神卫生服务体系应该是综合医院中设有精神心理科，并能与其他科室进行联络会诊，可针对有焦虑、抑郁或躯体疾病伴随抑郁、焦虑等问题的患者进行治疗，更严重的精神障碍患者可转到精神专科医院。

在一个理想的精神卫生服务体系中，社区、基层应配备受过一定训练且能够识别常见心理问题的医生，各三级医院医生则需要有一定的精神卫生知识，可初步帮助解决患者的焦虑、抑郁、失眠等问题，专科医院则主要注重顽固、重症精神疾病患者。真正大型的精神专科医院将越来越少，更多的是回归到大医学概念，比如在综合医院设立精神科，或者下沉到社区或二级康复医院。

在未来的综合性治疗方案中，应当建立完备的精神健康社区管理体系，比如欧美发达国家和地区的个案管理系统。在社区中，每一个有精神问题的患者都可以得到个性化的管理和支持方案，根据每一个患者和家属的需求制订治疗、护理、康复计划，并在实际运作过程中不断调整。

《2020抑郁症患者群体调查报告》

《2019中国抑郁症领域蓝皮书》详细讨论了抑郁症的症状、患者处境、精神心理健康领域的服务现状等问题。在这份报告的调研数据里，我们发现，抑郁症患者依然面临着疾病教育缺失、病耻感强、治病难等困难。所以我们发起了一项关于抑郁症患者的调查，从确诊前后、治疗过程、康复、自杀等多个维度，深入了解抑郁症患者的真实处境和面临的问题。

此次调查一共收回了2 231份有效问卷，抑郁症患者、康复者、非抑郁症患者的占比分别是52%、36%、12%。本报告使用的人群调查样本来自多个心理教育机构和医疗服务平台，仅代表本次调查报告的观点。

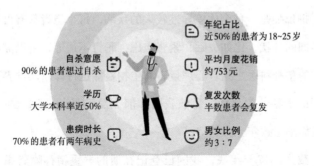

患者画像

从这次参与问卷调查的抑郁症患者样本中可以看出，疾病教育缺失、社会支持薄弱仍是普遍存在的问题，而且自杀意愿强烈的患者不在少数。

患者是如何意识到自己可能患有抑郁症的？

62.7%的抑郁症患者是靠查资料完成自我检测的。在参与此次调查的患者中，仅有15.1%的人在确诊前能获得专业的支持和帮助，而有超过60%的患者是通过网上测试、问答、网友分享来获取与疾病相关的知识的。

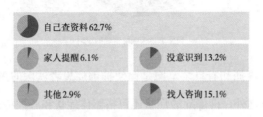

你是如何意识到自己可能患有抑郁症的？

抑郁症是一种个体差异性较大的疾病，每个患者都有可能出现不同的症状，比如失眠、紧张焦虑、肠胃不适等，所以需要由专业的精神科医生结合心理量表和生物检测进行诊断。世界卫生组织的最新数据显示，目前我国抑郁症发病率高达5%~6%，而且发病率呈逐年上升趋势。

截至2017年年底，我国已登记在册的严重精神障碍患者为581万人。由于精神健康领域医疗资源不足，中国的抑郁症等精神健康疾病的识别率仅有21%。有近80%的抑郁症患者没有被"发现"，约90%的抑郁症患者没有得到专业治疗。

什么原因促使患者去医院做检查？

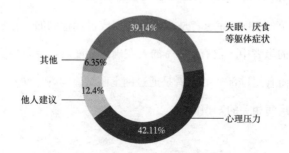

促使患者去医院就诊的原因

身体疼痛和有自杀意愿是促使抑郁症患者就医的主要原因。除这两点之外，抑郁症的症状还包括躯体症状和心理特征。躯体症状包括食欲减退或增加、睡眠障碍、性欲低下、容易疲劳或精力难以恢复、思维活动减缓、言语活动减少、慢性疼痛（头疼、腰疼、背疼等）、口干、恶心或呕吐、咽喉不适、胃部灼烧、消化不良、胃肠胀气、便秘、气短、胸部不适等。心理特征包括情绪低落、心情压抑、忧伤、无用感、失望感、绝望感、兴趣减退、感受不到快乐、感到整个人都垮了、力不从心、焦虑、紧张、忧心忡忡、坐立不安等。

患者首次确诊年纪是多大？

有72%的抑郁症患者在25岁之前确诊。在这次调查中，大部分样本的初次确诊时间集中在中学、大学和工作阶段，即青春期后开始出现抑郁情况，这个现象反映出当前抑郁症有向低龄化发展的可能。

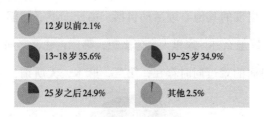

12岁以前 2.1%

13~18岁 35.6%　　19~25岁 34.9%

25岁之后 24.9%　　其他 2.5%

初次确诊年龄

近几年的调查研究显示，有近3 000万儿童和青少年曾经或正在遭受情绪障碍的困扰。青少年抑郁症终身患病率已达15%~20%，接近于成人，而且有研究认为成年期抑郁症其实在青少年时期已发病。

很多青少年抑郁症以食欲减退、疲乏无力、入睡困难等表现为主，常被临床医生误诊为自主神经功能紊乱、浅表性胃炎、神经性头疼等，为此接受了不必要的检查和治疗，不仅浪费了金钱和时间，更加重了患者的思想负担。

青少年抑郁症的常见症状包括烦躁、易怒、悲伤、失眠，甚至可能出现自我伤害、自杀等倾向。

患者确诊时的心情是怎样的？

抑郁症患者在确诊前对自己的情绪通常有一定的感知，45.3%的患者在确诊后的反应都比较"平静"，仅有15.8%的患者难以接受自己得抑郁症的事实，有一部分患者还会产生"解脱了""可以名正言顺地哭了""无感"等心理活动。

患者出现的其他心理活动包括：第一，担心抑郁症能否治好，治不好怎么办，家里人会怎么想；第二，悲喜交加，确诊的欣慰与患病的难过同时存在；第三，麻木，无所谓，没什么感

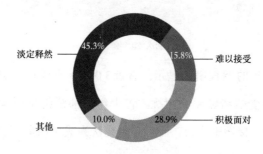

患者确诊抑郁症时的感受

受；第四，意料之中；第五，感到孤独无助、孤立无援。

在抑郁症确诊当天及之后，患者留下的文字记录如下。

擅自停药的第三天，每天半夜失眠多梦，经常醒来，这时想结束自己生命的想法悄悄地就来了。

真正了解抑郁症的人，依然太少了。一场心理咨询一小时800元，半个月住院治疗费用3万多，一个月的药费1800元。

（仅供参考）

这个世界确实在进步，可实在太慢了。

因为他们不忍面对世界的残忍，所以我们中失去了这世上最善良的人。

有不自觉伤害自己的行为，咬、抠、掐、拔头发、用笔戳……没有找到很好的发泄方式。

疯了，居然在梦里自杀。

我不开心，一天比一天绝望，我能拥有的光明在慢慢减少，一切都在慢慢离我而去。

我会悄悄躲起来，把我整个人摊开，慢慢变透明，我和风和雨一起。

我会在海里遨游，然后去天空飘摇，然后我要去山林看成群的斑点鹿。

来世我要做一只被人踩死都不会感到痛的小虫。

从前至今，我有无数次希望有人能来杀了我或者我能以任何形式意外地死去。我无比地希望这样的事发生。

周一被确诊患上了重度抑郁症，每天坚持在吃药，希望可以好起来啊。

整个人没有动力做任何事情，精神也很差，找工作不顺利的焦虑和压力扑面而来。

每天坐在窗前看着这偌大的城市，竟然没有自己的立足之地，后悔、自责、难过，很多情绪向我袭来。

无条件爱我的爸妈大概是我活在这世界的唯一动力，但他们不明白，我也不能诉说心中的焦虑。

心里空荡荡的，好在不会整天崩溃哭泣。

唯愿抛弃心中所想，平凡快乐地度过余生。

今天我终于跨出了那一步，我决定去看精神科医生。

没找人陪伴，是因为不想让别人不放心。我不知道我还能保持不悲伤和清醒的情绪多久，我想趁着自己对拥挤的人群还不感到那么难受的时候，强迫自己多出去看看走走。

我骗老公说我去检查腰椎，说医生很好，还骗他说检查结果是什么，头头是道。我没办法想象他和我父母知道我被确诊为抑郁症重度伴随中度焦虑症会是什么反应，也不愿看到他们失望或者……不理解的眼神，就让我一个人去努力调整吧。

没有选择生的权力，

也失去了选择死的权力。

绝望……

一大早被妈妈拉去看了精神心理科，确诊中度抑郁。

今天之前，我还是之前那个我，那个病了却不知道自己病了，还在自我封闭中不可救药的我。今天吃药之前的我，是一只薛定谔的猫，药物给了我希望，却也把我引向另一个无底深渊——一旦这座桥断了，我便再也无路可走了。

确诊前后，患者的生活发生了哪些变化？

近90%的患者表示，确诊患上抑郁症之后，他们的生活状态都发生了一定的变化。"不苛求自己""更敏感，难以融入正常人""放弃上进，浑浑噩噩"是患者的三类主要表现，也有患者表示，经过药物治疗，他们开始感受到生活的美好。

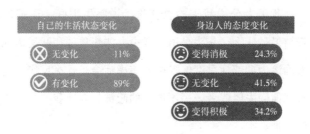

确诊前后的变化

但在调查"身边人的态度变化"时，只有约35%的患者表示在他们确诊后得到了身边人的更好的对待，而大部分患者则认为身边人持消极态度，自己无法被理解。同时，我们把患者提到的改变做成了词云，"工作"是其中出现频率最高的词。

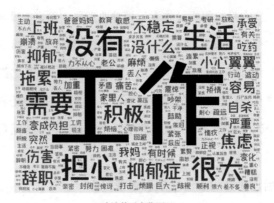

确诊前后变化词云

大部分抑郁症患者表示，在确诊后，难以继续工作、生活变得不稳定成为对他们影响最大的事情。这是因为，认知功能障碍广泛存在于抑郁症患者中，特别是执行功能障碍和注意功能障碍。一项涉及1 426例抑郁症患者的抑郁症序贯疗法研究显示，89.6%的患者的注意力难以集中。由此可见，抑郁症会显著降低患者记忆力、注意力等多方面功能。

抑郁症虽然不会影响患者的总体智力水平，却显著降低了患者在多个认知维度上的功能，主要表现为执行、注意、记忆和信息加工速度这4个方面的功能受损。患者通常会这样描述自己的感受："我犹豫不决，难以做出决定"，"我工作时总是走神"，"我什么都记不住"，"我反应慢，跟不上别人的思路"。

确诊之后，患者最担心的事情是什么？

调查结果显示，"害怕自己会自杀"是患者确诊后最担心的事。此外他们还害怕"不被理解""复发""服药痛苦""影响家人"等。我们也对抑郁症患者进行了自杀心理方面的调查，结果显示，超过90%的抑郁症患者有过自杀的想法，36.7%的患者实施过自杀行为，30.5%的患者多次自杀未遂。对于抑郁症患者自杀的原因，一般有两种解释。第一种解释是，有研究指出，抑郁症患者的脑区发生了改变，导致抑郁症患者的决策能力下降，行事更加冲动，从而增加了他们的自杀风险。第二种解释是，临床经验表明，患者想自杀是因为抑郁症让他们生不如死，所以想一了百了。

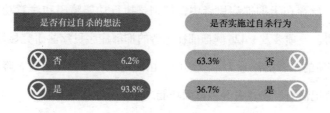

自杀的想法和行为

导致受访患者想自杀或实施自杀行为的原因有以下4个方面：

- 自身原因——对自己感到失望，觉得自己无能，对不起家人和朋友。
- 家庭原因——家庭矛盾不可调和，家庭期望过高，压力太大。
- 社会原因——收到的社会负面消息过多，被恶性社会事件伤害。
- 其他原因——绝望，疲惫，不想坚持下去。

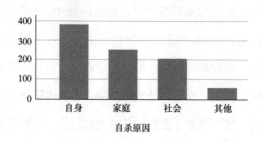

自杀原因

有研究发现，抑郁症患者对正性情绪信息的反应水平普遍降低，他们难以体验到积极快乐的情绪，正常的社会交往能力也严重受损。在人格特质方面，抑郁症患者的外倾性显著低于常人，他们经常感到"没有精力或活力"。

患者的患病原因及痛苦的来源

家庭原因，比如原生家庭破碎、家庭成员之间矛盾尖锐、家人的不理解和逼迫等，成为患者认为导致他们患病的首要原因，也是他们患病期间主要的痛苦来源。患者认为在所有影响自己患病的原因中，按重要程度由大到小排序分别为家庭、心理、社会、生理及其他原因。

除了家庭原因之外，也有许多患者认为，情感问题、创伤经历是他们抑郁和痛苦的根源。

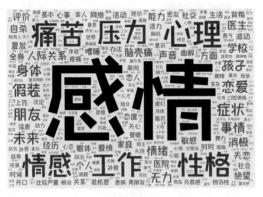

抑郁根源词云

患者受到的外部支持

52%的患者表示，在他们遇到困难时，很少有人能帮助他们。

♡ 一个都没有 14%　　♡ 有3~5个 26%

♡ 很少 52%　　　　　♥ 有，我能获得充分的帮助 8%

当你遇到困难或感到抑郁时，能帮助你的人有几个？

一项关于患者的社会支持状况和生活质量现状的调查显示，抑郁症患者的社会支持水平显著低于健康人群。社会支持可以分为物质上的支持（比如金钱援助）和情感上的支持（比如被人尊重和理解）。

通过对比可知，抑郁症患者的社会支持和生活质量评分均低于健康人群。

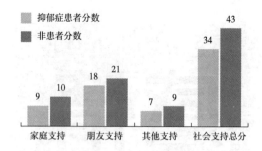

患者是否接受过系统的抑郁症治疗？

调查显示，有66.1%的患者接受过系统的抑郁症治疗，但仍有33.9%的患者没有接受过系统的治疗。

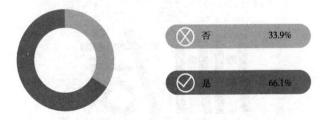

患者是否接受过系统的抑郁症治疗?

治疗期间，患者有过哪些积极和消极的行为？

在治疗期间，患者的消极行为按发生频率由高到低排序分别为：主动自我封闭，不服药或乱服药，拒绝做任何事情，采取自杀行为，拒绝沟通，不去就医，等等。

患者的积极行为按发生频率排序为：调整心态，尝试积极活动；遵医嘱，按时按量服药；定期就医，及时复诊；及时自救，克制自杀念头；保持与外界的沟通交流；相信自己可以被治愈。

病情什么时候会出现转折？

80%的患者在患病期间都经历过转折性事件，其中好的转折性事件占比35.33%，坏的转折性事件占比44.56%。"得到朋友的支持"是让患者觉得自己病情好转的首要原因。

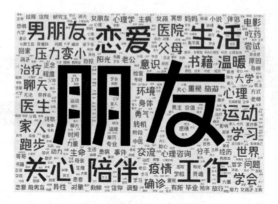

使病情好转的因素

在"使你的病情恶化的因素"里，出现最多的是"家人不理解我的病情""家庭不和谐"。

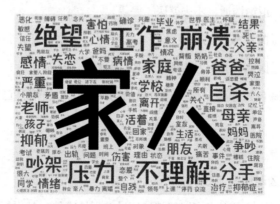

使病情恶化的因素

治疗抑郁症的月均花销

本次调查发现，一个抑郁症患者的月均治疗花销约为753元。

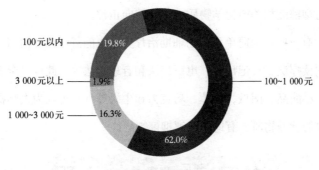

治疗抑郁症的月均花销

2014年《中国药物经济学》的一篇文章显示，对每个抑郁症患者而言，总经济负担约为3 000~57 000元。抑郁症每年会给全球经济造成1万亿美元的损失，预计2020年抑郁症将成为继冠心病之后的第二大疾病负担源。在中国，精神障碍和自杀在总疾病负担中的占比将位列第一。

陆林表示："相较而言，住院、药物等费用并不是最主要的负担，患者丧失了为社会和家庭创造价值的能力才是。"除药物外，咨询服务成为患者的最大费用支出项目，其次是付费课程和书籍，再次是香氛等情绪缓解类产品，最后是褪黑素等保健品。也有人除了药物之外无其他支出。

除药物外，患者认为哪种治疗方法最有效？

对患者来说，运动是除药物之外最有效的治疗方法，而且科学研究证明，运动可以为消极情绪提供一个发泄口，还能使大脑中与抑郁症相关的化学物质由失衡转向正常。

有一些较为简单可行的辅助治疗方法也能舒缓抑郁情绪，比如阅读疗法、日记疗法、电影疗法和音乐疗法等。此外，全麦面包、小甜品、南瓜、香蕉、巧克力和牛奶等食物可以为大脑提供必要的营养物质，有助于缓解抑郁情绪。

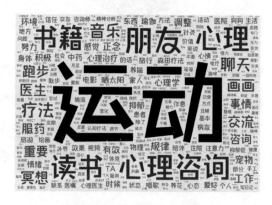

除药物之外对抑郁症有效的治疗方法

患者是如何保持良好心态并康复的？

通常认为，抑郁症患者康复的临床指标是，在接受至少9个月的专业治疗后主要症状均消失，连续2~3个月无明显的病理特征，生活幸福感处于正常水平。

调查显示，家人的支持是患者保持良好心态和病情好转的首要原因。再结合导致病情恶化的事件，我们发现家人是影响抑郁症患者病情走向的重要因素。

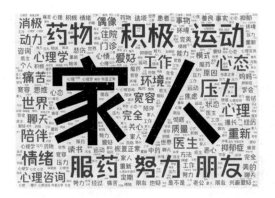

影响患者康复的主要因素

　　临床经验表明，抑郁症从发作到治疗再到痊愈平均需要20周左右的时间。若不加以治疗，病程一般会持续6个月甚至更长时间。经过治疗，大部分患者的症状都会得到缓解或显著减轻，但仍有15%的患者达不到临床治愈标准。

　　在治疗过程中，除了家人、感情等主观因素外，患者的依从性是影响治愈的一个重要因素。治疗依从性指患者服药、饮食、生活方式等行为与医嘱一致的程度。其中，服药依从性是影响抑郁症复发的首要因素。

　　目前，服用抗抑郁药物是临床上预防复发的主要手段，这依赖于患者的服药依从性。国内有研究表明，抑郁症复发率高达50%~85%。服药依从性好、用药时间长和剂量充分的病人更不易复发，停止服药则更易复发。

康复前后，患者的朋友圈有什么样的变化？

康复前	康复后
一直以善良和勇敢来要求自己。但现在突然为这两点感到难过，我不想再善良，也不想再勇敢了。	抑郁症真的是被爱治愈的。
能不能换别人勇敢一次，山不过来，我也就不过去了。我受够了每一步如履薄冰，受够了无数次破釜沉舟。不想再督促自己，不想成为别人的期望。我可不可以懦弱一会儿，就一小会儿。	那些在我最难熬的时候鼓励我的人，真的帮我太多了。可能只是一句话，却让我踏实很多：原来我有人回应。谢谢你们！
我也想被温柔以待。	我想对同样被抑郁症困扰的人说，坚持下去，真的，熬过这段时间你就会发现什么都会好起来。生活太美好了，去尝试新的东西，鼓起勇气认识新的人，觉得孤独恐惧就说出来，这个世界上有很多善良的人，勇敢一点儿。熬过来的确很难，真的很难，但你是可以熬过来的！不要怕得病时间太久而落后了，我之前看过一句话："就当你这几年去读了个哲学博士。"我觉得很受用！再说，抑郁症都熬过来了，以后再苦再难能比这还难？摆脱了抑郁症，你会觉得世界豁然开朗！
你什么时候回来，还是真的再也不回来？以前难过的时候是你逗我笑，是你激励我走出各种困境，是你陪我设定前进的目标和计划，是你带我去教室阳台看星星、到顶楼看一线海，是你告诉我生活美好，是你让我变得闪闪发光。你是我最亲近的朋友，是我的灵魂。	
"你不能指望别人，要靠你自己。"	偶尔会有反复的时候，但不严重，只是突然觉得孤独。没事，现代社会谁不孤独！每当这时候我会把大家之前发给我的很温暖的话再看一遍，就会好很多。这些暖暖的话，我可能会保存一辈子。
"但是我把自己搞丢了。"	
现在困在这个身体里的人究竟是谁呢？	

抑郁症患者在对抗抑郁的路上面临着诸多问题和阻碍。2009年费立鹏在《柳叶刀》上发表的成果显示，中国的抑郁症患者已多达9 000万，但未确诊和没得到有效治疗的患者依然是"绝大多数"。

2019年，世界卫生组织发布的数据显示，全球每年有近80

万人因抑郁症自杀死亡。在15~29岁年龄组人群中，自杀是第二大死亡原因。虽然中国的抑郁症患者人数已达9 000万，但抑郁症识别率仅为21%，接受干预和治疗的人仅占10%。有近80%的患者没有被发现，有90%的抑郁症患者没有得到专业的治疗。

在此次调查中，我们还从公众视角收集了非患者群体对抑郁症人群的认识和了解。结果表明，在如今的社会环境中，我们身边的抑郁症患者越来越多，其中60.1%的人身边约有5个抑郁症患者。令人欣喜的是，公众对抑郁症的了解程度也在不断增加。

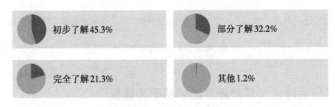

公众对抑郁症和抑郁症患者的了解程度

除了正确的疾病科普知识、科学的治疗手段外，公共语境对于抑郁症患者的影响也非同小可。污名化和病耻感是阻碍患者和健康人群平等对话的重要因素之一。其中，污名化是指一个强势的群体给另一个弱势的群体贴上负面标签，并形成刻板印象的过程。病耻感是指患者因患病而产生的一种心理不良反应，是内心的一种耻辱的体验。污名化和社会歧视会加剧患者的病耻感。

在调查抑郁症患者为什么不愿意倾诉时，我们发现"害怕别人不理解""担心被歧视"是主要原因。因为外界对抑郁症患者群体的污名化，导致他们的病耻感加重，在应对消极情绪、压力性事件的时候，他们更多地选择自责、退避等不成熟的应对方式。

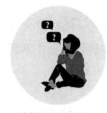 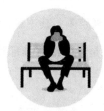 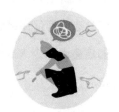

害怕别人不理解　　　　　　怕给他人添麻烦　　　　　有病耻感，担心被歧视

抑郁症患者不愿意倾诉的原因

污名化会降低抑郁症患者的求助率和康复率

在集体主义文化中，当心理疾病患者因遭遇公众污名而将其内化为自我污名后，他们的求助率、治疗依从性、康复率会降低，甚至会采取自杀行为。在调查问卷里，患者进行了这样的描述：

- 母亲开始迷信，认为我是鬼上身了。
- 朋友不再跟我来往。
- 除了我老公，没人关心我，只觉得我娇气、承受能力差。

- 上不了学了，爸妈觉得没面子，亲戚觉得我是个怪物。
- 电话被拉黑了。
- 求职时受到歧视。
- 我妈觉得我是神经病。
- 家人认为我惹上了不干净的东西，限制我的行动，强迫我做我不喜欢的事。

然而，每个抑郁症患者都需要最深切的关爱与最细致的陪伴。

抑郁症是一种普通且常见的疾病，患病后应该做的就是走进医院，接受治疗。只要方法科学、心态正确，治愈的希望就非常大。

致谢

感谢所有参与此次调查的抑郁症病友、康复者和非抑郁症患者。感谢你们愿意将伤痛、病史拿出来分享，去帮助更多人了解、正视抑郁症；感谢你们愿意将真实的生活片段和康复经验拿出来分享，让更多人知道如何有效康复和避免复发。

抑郁症去污名化任重道远，感谢你们愿意和我们一起努力！

SCL-90症状自评量表

SCL-90症状自评量表是世界上最著名的心理健康测试量表之一，是当前使用最为广泛的精神障碍和心理疾病门诊检查量表，将协助您从10个方面来了解自己的心理健康程度（请在专科医师的指导下使用此量表）。

编号____　姓名____　性别____　年龄____岁　日期____

指导语：下面有90条测验项目，列出了有些人可能有的问题，仔细阅读每一条，根据自己现在或最近一个星期内的感觉，在相应的方格内画"√"。必须逐条填写不可遗漏，每一项只能画一个"√"，不能画两个或更多。

自我评定的五个等级如下，五个选项的分值依次为1、2、3、

4、5分。

无：自觉并无该项问题（症状）。

轻度：自觉有该问题，但发生得并不频繁、不严重。

中度：自觉有该项症状，其严重程度为轻到中度。

偏重：自觉常有该项症状，其程度为中到严重。

严重：自觉该症状的频度和强度都十分严重。

项目	无	轻度	中度	偏重	严重
1.头痛					
2.神经过敏，心中不踏实					
3.头脑中有不必要的想法或字句盘旋					
4.头晕或晕倒					
5.对异性的兴趣减退					
6.对旁人求全责备					
7.感到别人能控制你的思想					
8.责怪别人制造麻烦					
9.忘性大					
10.担心自己的衣饰整齐及仪态的端正					
11.容易烦恼和激动					
12.胸痛					
13.害怕空旷的场所或街道					
14.感到自己的精力下降，活动减慢					
15.想结束自己的生命					
16.听到旁人听不到的声音					

项目	无	轻度	中度	偏重	严重
17. 发抖					
18. 感到大多数人都不可信任					
19. 胃口不好					
20. 容易哭泣					
21. 同异性相处时感到害羞不自在					
22. 感到受骗、中了圈套或有人想抓住你					
23. 无缘无故地突然感到害怕					
24. 自己不能控制地大发脾气					
25. 怕单独出门					
26. 经常责怪自己					
27. 腰痛					
28. 感到难以完成任务					
29. 感到孤独					
30. 感到苦闷					
31. 过分担忧					
32. 对事物不感兴趣					
33. 感到害怕					
34. 你的感情容易受到伤害					
35. 感到旁人能知道你的私下想法					
36. 感到别人不理解你、不同情你					
37. 感到人们对你不友好，不喜欢你					
38. 做事必须做得很慢以保证正确					

项目	无	轻度	中度	偏重	严重
39. 心跳得很厉害					
40. 恶心或胃部不舒服					
41. 感到比不上他人					
42. 肌肉酸痛					
43. 感到有人在监视你、谈论你					
44. 难以入睡					
45. 做事必须反复检查					
46. 难以做出决定					
47. 怕乘电车、公共汽车、地铁或火车					
48. 呼吸有困难					
49. 一阵阵发冷或发热					
50. 因为感到害怕而避开某些东西、场合或活动					
51. 脑子变空了					
52. 身体发麻或刺痛					
53. 喉咙有梗塞感					
54. 感到前途没有希望					
55. 不能集中注意力					
56. 感到身体的某一部分软弱无力					
57. 感到紧张或容易紧张					
58. 感到手或脚发重					
59. 想到死亡的事					
60. 吃得太多					

项目	无	轻度	中度	偏重	严重
61.当别人看着你或谈论你时感到不自在					
62.有一些不属于你自己的想法					
63.有想打人或伤害他人的冲动					
64.醒得太早					
65.必须反复洗手、点数或触摸某些东西					
66.睡得不沉不深					
67.有想摔坏或破坏东西的想法					
68.有一些别人没有的想法					
69.感到对别人神经过敏					
70.在商店或电影院等人多的地方感到不自在					
71.感到任何事情都很困难					
72.一阵阵恐惧或惊恐					
73.感到公共场合吃东西很不舒服					
74.经常与人争论					
75.单独一人时神经很紧张					
76.别人对你的成绩没有做出恰当的评价					
77.即使和别人在一起也感到孤单					
78.感到坐立不安，心神不定					
79.感到自己没有什么价值					
80.感到熟悉的东西变得陌生或不像是真的					
81.大叫或摔东西					
82.害怕会在公共场合晕倒					
83.感到别人想占你的便宜					

项目	无	轻度	中度	偏重	严重
84.为一些有关"性"的想法而很苦恼					
85.你认为应该因为自己的过错而受到惩罚					
86.感到要很快把事情做完					
87.感到自己的身体有严重问题					
88.从未感到和其他人很亲近					
89.感到自己有罪					
90.感到自己的大脑出了问题					

SCL-90测评纸

统计表

F1(12)		F2(10)		F3(9)		F4(13)		F5(10)	
项目	评分	项目	评分	项目	评分	项目	评分	项目	评分
1		3		6		5		2	
4		9		21		14		17	
12		10		34		15		23	
27		28		36		20		33	
40		38		37		22		39	
42		45		41		26		57	
48		46		61		29		72	
49		51		69		30		78	
52		55		73		31		80	
53		65				32		86	
56						54			
58						71			
						79			
总分		总分		总分		总分		总分	
F6(6)		F7(7)		F8(6)		F9(10)		F10(7)	

项目	评分	项目	评分	项目	评分	项目	评分	项目	评分
11		13		8		7		19	
24		25		18		16		44	
63		47		43		35		59	
67		50		68		62		60	
74		70		76		77		64	
81		75		83		84		66	
		82				85		89	
						87			
						88			
						90			
总分		总分		总分		总分		总分	

结果处理：

因素	F1	F2	F3	F4	F5	F6	F7	F8	F9	F10
分÷项										
T分										

测验目的：

本测验的目的是从感觉、情感、思维、意识、行为直到生活习惯、人际关系、饮食睡眠等多种角度，评定一个人是否有某种心理症状及其严重程度如何。它对有心理症状（有可能处于心理障碍或心理障碍边缘）的人有良好的区分能力。适用于测查某人群中哪些人可能有心理障碍、某人可能有何种心理障碍及其严重程度如何，不适合于躁狂症和精神分裂症。

测验功能：

SCL-90对有心理症状（有可能处于心理障碍或心理障碍边缘）的人有良好的区分能力。可用于临床上检查是否存在身心疾病，各大医院大都要使用本测验诊断患者的心理和精神问题。本测验不仅可以自我测查，也可以对他人（如其行为异常，有患精神或心理疾病的可能）进行核查，假如发现得分较高，则表明急需治疗。

分析统计指标：

（一）总分

1. 总分是90个项目所得分之和（全国常模129.96±38.76）。

2. 总症状指数，也称总均分，是将总分除以90（全国常模1.44±0.43）。

总症状指数的分数在1~1.5之间，表明受试者自我感觉没有量表中所列的症状。

在1.5~2.5之间，表明受试者感觉有点儿症状，但发生得并不频繁，为轻度。

在2.5~3.5之间，表明受试者感觉有症状，其严重程度为轻到中度。

在3.5~4.5之间，表明受试者感觉有症状，其程度为中到重度。

在4.5~5之间，表明受试者感觉有症状，且症状的频度和强度都十分严重。

3. 阳性项目数是指2~5分的项目数（全国常模65.08±

18.33）。

4. 阳性症状痛苦水平是指总分除以阳性项目数。

5. 阳性症状均分是指总分减去阴性项目（评为0的项目）总分，再除以阳性项目数（全国常模2.60±0.59）。

6. 阴性项目数是指评分为1分的项目数（全国常模24.92±18.41）。

（二）因子分

SCL-90包括9个因子，每一个因子反映出病人的某方面症状的痛苦情况，通过因子分可了解症状分布特点。

因子分T等于组成某一因子的各项目总分除以组成某一因子的项目数。例如强迫症状因子各项目的分数之和假设为30，共有10个项目，所以因子分为3。

计分方法：SCL-90测验结果处理

因子	因子含义	项目	T分＝项目总分/项目数	T分	分数意义
F1 躯体化	该因子主要反映身体不适感，包括心血管、胃肠道、呼吸和其他系统的主诉不适，和头痛、背痛、肌肉酸痛，以及焦虑的其他躯体表现	1、4、12、27、40、42、48、49、52、53、56、58	/12		该分量表的得分在12~60分之间。得分在36分以上，表明个体在身体上有较明显的不适感，并常伴有头痛、肌肉酸痛等症状；得分在24分以下，表明躯体症状表现不明显。总的说来，得分越高，躯体的不适感越强；得分越低，症状体验越不明显

因子	因子含义	项目	T分＝项目总分/项目数	T分	分数意义
F2 强迫	主要指那些明知没有必要但又无法摆脱的无意义的思想、冲动和行为，还有一些比较一般的认知障碍的行为征象也在这一因子中得到反映	3、9、10、28、38、45、46、51、55、65	/10		该分量表的得分在10~50分之间。得分在30分以上，表明强迫症状较明显；得分在20分以下，表明强迫症状不明显。总的说来，得分越高，表明个体越无法摆脱一些无意义的行为、思想和冲动，并可能表现出一些认知障碍的行为征兆；得分越低，表明个体在此种症状上表现得越不明显，没有出现强迫行为
F3 人际关系	主要指某些个人的不自在与自卑感，特别是与其他人相比较时更加突出。在人际交往中的自卑感，心神不安，明显不自在，以及人际交流中的自我意识，消极的期待亦是这方面症状的典型原因	6、21、34、36、37、41、61、69、73	/9		该分量表的得分在9~45分之间。得分在27分以上，表明个体人际关系较为敏感，人际交往中自卑感较强，并伴有行为症状（如坐立不安、退缩等）；得分在18分以下，表明个体在人际关系上较为正常。总的来说，得分越高，人际交往中表现的问题越多；得分越低，个体在人际关系中越能应付自如
F4 抑郁	以苦闷的情感与心境为代表性症状，以生活兴趣的减退、动力缺乏、活力丧失等为特征。反映出失望、悲观以及与抑郁相联系的认知和躯体方面的感受，包括有关死亡的思想和自杀观念	5、14、15、20、22、26、29、30、31、32、54、71、79	/13		该分量表的得分在13~65分之间。得分在39分以上，表明个体抑郁程度较强，生活缺乏足够的兴趣，缺乏运动活力，极端情况下，可能会有想死亡的思想和自杀的观念；得分在26分以下，表明个体抑郁程度较弱，生活态度乐观积极，充满活力，心境愉快。总的说来，得分越高，抑郁程度越明显；得分越低，抑郁程度越不明显

因子	因子含义	项目	T分 = 项目总分 /项目数	T分	分数意义
F5 焦虑	一般指那些烦躁、坐立不安、神经过敏、紧张以及由此产生的躯体征象，如震颤等。测定游离不定的焦虑及惊恐发作是本因子的主要内容，还包括一项解体感受的项目	2、17、23、33、39、57、72、78、80、86	/10		该分量表的得分在10~50分之间。得分在30分以上，表明个体较易焦虑，易表现出烦躁、不安静和神经过敏，极端时可能导致惊恐发作；得分在20分以下，表明个体不易焦虑，易表现出安定的状态。总的说来，得分越高，焦虑表现越明显；得分越低，越不会导致焦虑
F6 敌对性	主要从三方面来反映敌对的表现：思想、感情及行为。其项目包括厌烦的感觉，摔物，争论直到不可控制的脾气爆发等各方面	11、24、63、67、74、81	/6		该分量表的得分在6~30分之间。得分在18分以上，表明个体易表现出敌对的思想、情感和行为；得分在12分以下表明个体容易表现出友好的思想、情感和行为。总的说来，得分越高，个体越容易敌对，好争论，脾气难以控制；得分越低，个体的脾气越温和，待人友好，不喜欢争论，无破坏行为
F7 恐怖	恐惧的对象包括出门旅行，空旷场地，人群或公共场所和交通工具。此外，还有反映社交恐怖的一些项目	13、25、47、50、70、75、82	/7		该分量表的得分在7~35分之间。得分在21分以上，表明个体恐怖症状较为明显，常表现出社交、广场和人群恐惧；得分在14分以下，表明个体的恐怖症状不明显。总的说来，得分越高，个体越容易对一些场所和物体发生恐惧，并伴有明显的躯体症状；得分越低，个体越不易产生恐怖心理，越能正常地交往和活动

因子	因子含义	项目	T分＝项目总分/项目数	T分	分数意义
F8 偏执	本因子根据偏执性思维的基本特征而制定：主要指投射性思维，敌对，猜疑，关系观念，妄想，被动体验和夸大等	8、18、43、68、76、83	/6		该分量表的得分在6~30分之间。得分在18分以上，表明个体的偏执症状明显，较易猜疑和敌对；得分在12分以下，表明个体的偏执症状不明显。总的说来，得分越高，个体越易偏执，并表现出投射性的思维和妄想；得分越低，个体思维越不易走极端
F9 精神病性	反映各式各样的急性症状和行为，限定不严的精神病性过程的指征。此外，也可以反映精神病性行为的继发征兆和分裂性生活方式的指征	7、16、35、62、77、84、85、87、88、90	/10		该分量表的得分在10~50分之间。得分在30分以上，表明个体的精神病性症状较为明显；得分在20分以下，表明个体的精神病性症状不明显。总的说来，得分越高，越多地表现出精神病性症状和行为；得分越低，就越少表现出这些症状和行为
F10 其他	反映睡眠及饮食情况	19、44、59、60、64、66、89	/7		该分量表的得分在7~35分之间。得分在21分以上，表明个体的睡眠饮食问题较严重；得分在14分以下，表明个体睡眠饮食正常，生活状态良好。总的来说，得分越高，饮食和睡眠情况越严重；得分越低，饮食和睡眠情况就越好